Detlef Scholz

Das 1 x 1 für neue Führungskräfte

Detlef Scholz

Das 1 x 1 für neue Führungskräfte

Erfolgreich führen im Sozial- und Gesundheitswesen

facultas

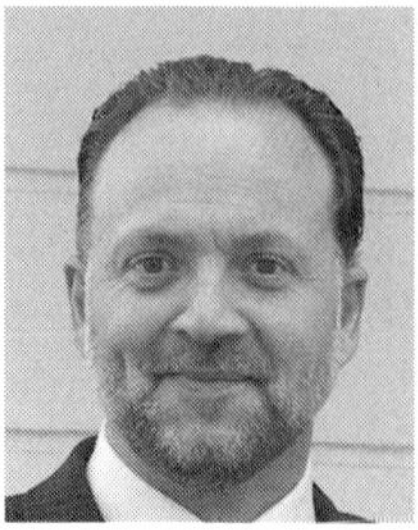

Der Autor

Detlef Scholz hat Gesundheitsmanagement studiert, ist Diplom-Fachwirt für Marketing, systemischer Managementcoach und Trainer in der Erwachsenenbildung. Seit mehr als 20 Jahren ist er im Sozial- und Gesundheitsbereich tätig, rund 16 Jahre davon als Führungskraft. In verschiedenen Funktionen rund um das Thema Mensch befasste er sich mit der Umsetzung berufspraktischer Themen, in vielen fachspezifischen Bereichen ist er als Vortragender für den Sozial- und Gesundheitsbereich tätig. Als Trainer leitet Detlef Scholz Gruppen und Teams zu verschiedenen persönlichen Themen an. In allen prozessbezogenen Auseinandersetzungen bringt er seine langjährige Führungserfahrung ein.

2014 schrieb Detlef Scholz bereits ein Fachbuch zum Thema Stressmanagement, „Pflegeleicht", weitere Projekte sind in Planung. Sein besonderes Interesse gilt der Motivation und Zielfindung von Menschen. Gerade das sieht er auch als Erfolgsrezept in der Führung an.

Sein Motto ist: „Nichts ist schöner, als Menschen erfolgreich zu machen!"

Wegen stilistischer Klarheit und leichterer Lesbarkeit wurde im Text überwiegend auf die sprachliche Verwendung weiblicher Formen verzichtet. Die Verwendung der männlichen Form gilt inhaltlich für Frauen und Männer gleichermaßen.

Bibliografische Information der Deutschen Nationalbibliothek
Die Deutsche Nationalbibliothek verzeichnet diese Publikation in der Deutschen Nationalbibliografie; detaillierte bibliografische Angaben sind im Internet über http://dnb.d-nb.de abrufbar.

Bildnachweise
S. 13, 23, 25, 43, 61, 77, 95, 111, 123, 125, 133, 141, 149, 153, 159, 163, 169: fotolia.com
S 56: © Furgeler/Graz

1. Auflage 2016

facultas Universitätsverlag, Wien, Österreich
Umschlagfoto: © MH – fotolia.com
Lektorat: Sabine Schlüter, Wien
Satz: SOLTÉSZ
Druck: finidr
Printed in the E.U.
ISBN 978-3-7089-1341-4

Vorwort

Es gibt Themen, mit denen man sich gar nicht oft genug auseinandersetzen kann. Speziell zum Thema „Führung“ haben sich das vor mir schon sehr, sehr viele Autoren gedacht: Die vorliegende Fachliteratur ist schier unüberschaubar. Warum also ein weiteres Buch für Führungskräfte schreiben?

Ganz einfach: Weil Führung ein sehr beanspruchendes Berufsfeld ist, möchte ich Ihnen die Gelegenheit geben, grundlegendes Führungswissen kompakt und leicht verständlich nachzulesen, ohne praxisrelevante Inhalte in mühevoller Recherche aus verschiedenen Einzelwerken zusammentragen zu müssen. Darüber hinaus setzen viele Publikationen auf einem sehr hohen Niveau an, das Berufseinsteiger nicht selten eher abschreckt als motiviert. Das vorliegende Buch sei vor allem neuen Führungskräften im Sozial- und Gesundheitsbereich ans Herz gelegt: Egal, ob Sie eine erfahrene Fachkraft sind, die jetzt Führungsverantwortung übernimmt, oder ob Sie gerade Ihr Studium abgeschlossen haben und nun in führender Position ins kalte Wasser springen – gerade in der ersten Zeit ist es ratsam, sich bewusst an einfache Grundregeln und Tipps zu halten, wie ich sie hier – auch mithilfe von Berufskollegen mit langjähriger Führungserfahrung – gesammelt habe. Neben all jenen, die eigene Erfahrungen erst sammeln werden, profitieren aber auch erfahrene Führungspersönlichkeiten von der Lektüre dieses Buches, denn in der Rückbesinnung auf das Einfache liegt ein ganz besonderes Potenzial, und eine kleine Auffrischung grundlegender Themen führt oft zu völlig neuen Ideen.

Die berufliche Praxis steht ganz klar im Zentrum dieses Buches: Sie finden darin eine Auswahl erprobter Führungsgrundsätze, die überraschend einfach an verschiedene Rahmenbedingungen angepasst werden können. All die Erfahrungen, die Sie an Ihrem Arbeitsplatz und gemeinsam mit Ihren Mitarbeitern sammeln, werden Sie immer mehr dazu befähigen, selbstständig kreative Methoden zu entwickeln, die Ihnen bei der Bewältigung Ihrer verantwortungsvollen Aufgaben helfen. Ich wünsche Ihnen dabei viel Erfolg und im Folgenden eine anregende Lektüre!

Detlef Scholz

Der Weg ist das Ziel

Kurzer Leitfaden für den Umgang mit diesem Buch

Ich möchte Ihnen hier einen raschen Einstieg in dieses Buch ermöglichen, das als Ratgeber angelegt ist und wichtige Themen möglichst kurz und bündig erklärt. Damit Sie schnell den roten Faden aufnehmen können, stelle ich Ihnen vorweg die wesentlichen Bausteine des Buches vor.

Kapitel

Die einzelnen Kapitel gleichen einander in ihrem Aufbau. Dadurch bekommen Sie einen raschen Überblick und der unmittelbare Einstieg wird erleichtert. Die Kapitel beginnen immer mit einer Fragestellung, auf die anschließend erläuternd eingegangen wird. Praxisbeispiele sowie abschließende Tipps finden Sie jeweils am Ende eines Kapitels, gefolgt von Erfahrungsberichten, die Führungskräfte für dieses Buch zu Papier gebracht haben. Sie können das Buch von vorne bis hinten durchlesen oder auch nur einzelne Kapitel, die Sie besonders interessieren, separat durcharbeiten.

Kapitelverbindungen

Innerhalb der einzelnen Kapitel finden Sie immer wieder Hinweise auf andere Teile des Buches. Aus didaktischen Gründen wiederholen sich manche dargestellte Situationen oder Beschreibungen. Manchmal empfehle ich ganz bewusst, zwei Kapitel kombiniert zu lesen.

Beispiele

Die angeführten Beispiele stammen aus verschiedenen Feldern: einerseits aus meiner beruflichen Praxis, aber auch aus Situationen, die ich in unterschiedlichen Fortbildungsmaßnahmen kennengelernt habe. Möglicherweise wird Ihnen das eine oder andere Beispiel auch in anderen Büchern oder Seminaren zum Thema Führung wieder begegnen.

Beispiele aus der Praxis

Die Beispiele aus der Praxis beziehen sich vorwiegend auf den Sozial- und Gesundheitsbereich. Es handelt sich dabei nicht um fiktive Situationen, die bestimmte

Theorien illustrieren sollen, sondern sie entspringen stets der Realität. Die eine oder andere Begebenheit werden Sie sicher aus eigener Erfahrung kennen!

Erfahrungsberichte

Erfahrene Führungskräfte berichten in diesem Buch über Themen aus ihrer beruflichen Praxis. Dabei beziehen sie sich sowohl auf ihre Zeit als frischgebackene Führungskraft als auch auf aktuelle Erfahrungen. Einige dieser Berichte enthalten auch wertvolle Tipps und Hinweise!

Tipps und Empfehlungen

In kurzen Zusammenfassungen finden Sie konkrete Ratschläge, die sich inhaltlich auf die jeweiligen Kapitel beziehen. So erhalten Sie einen guten Überblick über mögliche Interventionsmaßnahmen für verschiedene Führungssituationen.

Anhang – Darstellungen und Kopiervorlagen

Abschließend finden Sie Skizzen und Kopiervorlagen für den täglichen Gebrauch. Sie sind herzlich eingeladen, diese Vorlagen direkt zu verwenden oder auch nach Ihren Bedürfnissen weiterzuentwickeln!

Viel Spaß beim Lesen!

Inhaltsverzeichnis

Teil I

Grundlegendes

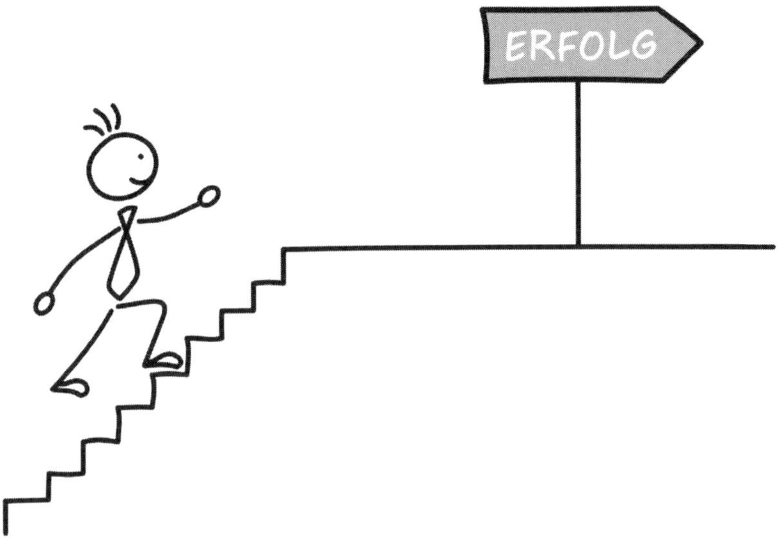

Ausgangslage: Zahlen – Daten – Fakten

Ich möchte Sie in diesem Buch mit möglichst wenig Zahlen und rein theoretischen Dingen konfrontieren. Ein paar Fakten möchte ich an dieser Stelle dennoch anführen, weil sie zum Einstieg wichtig sind.

- → Mehr als 500.000 Führungskräfte arbeiten in Österreich. (1)
- → Tausende davon sind im Sozial- und Gesundheitsbereich tätig.

Wenn wir von Führung oder Führungskräften sprechen, dann denken wir meist nur an uns selbst und unser Umfeld. Doch hätten Sie jemals gedacht, dass in Österreich mehr als eine halbe Million Menschen in führenden Positionen tätig ist?

Viele Tausend von ihnen arbeiten im Sozial- und Gesundheitsbereich und sind täglich mit zig Millionen Führungssituationen konfrontiert. Aus diesem Grund ist es auch sehr wichtig, dass über dieses Thema, das so viele Menschen betrifft, viel gesprochen und publiziert wird. Google verzeichnet allein zu folgenden Suchbegriffen gigantische Zahlen an Ergebnissen:

Management	2.740.000.000 Ergebnisse
Führung	45.600.000 Ergebnisse
Führung und Leitung	20.900.000 Ergebnisse
Führungskräfte	9.190.000 Ergebnisse
Führung und Leitung in sozialen Organisationen	540.000 Ergebnisse
Leading and Managing People	420.000.000 Ergebnisse
Leading and Managing Nursing	148.000.000 Ergebnisse
Führungsseminare	79.600 Ergebnisse
Universitätslehrgänge für Führungskräfte	10.100 Ergebnisse
Führungskräfteausbildungen	5.260 Ergebnisse
Unilehrgang für Führungskräfte im Gesundheitswesen	5.090 Ergebnisse

Auch wenn man kein Soziologe ist, wird bei einem Blick auf die demografische Entwicklung in Österreich sehr bald klar: Spätestens ab 2020 wird hierzulande so viel Pflege- und Betreuungspersonal beschäftigt sein wie noch nie zuvor. Dementsprechend hoch wird auch der Bedarf an fähigen Führungskräften sein.

Unzählige Ausbildungen, Seminare, Lehrgänge und Bücher für angehende oder erfahrene Führungskräfte gibt es bereits auf dem Markt. Vieles ist relativ neu, anderes hat nur noch historischen Wert. Eine große Zahl an Methoden wird von oben nach unten und von allen möglichen Seiten und Perspektiven beschrieben, bearbeitet und interpretiert. Und wenn Sie erst einige Jahre als Führungskraft erlebt haben, können auch Sie sicherlich einiges berichten!

Auf die Plätze – fertig – jetzt geht's los!

Allen voran stelle ich Ihnen eine Frage: Warum haben Sie die Entscheidung getroffen, Führungsverantwortung zu übernehmen? Ist Ihnen bewusst, was das bedeutet? Ich bin mir sicher, dass Sie sich das gut überlegt haben. Vielleicht ist Ihre neue Aufgabe Teil Ihrer beruflichen Lebensplanung, eine persönliche Herausforderung oder Sie erreichen gerade ein Ziel, das Sie sich gesteckt haben. Es gibt negative Zurufe aus Ihrem Umfeld? Begegnen Sie ihnen nach dem Motto „Jetzt erst recht!".

Ein paar Tipps gleich zu Beginn:

Ihre neue Rolle als Führungskraft

Zunächst empfehle ich Ihnen, sich mit Ihrer neuen Rolle bewusst auseinanderzusetzen. Machen Sie sich ein Bild davon und grenzen Sie sich zu Ihren bisherigen beruflichen Aufgaben ab. Schreiben Sie sich dieses Bild unbedingt auf und arbeiten Sie mit dieser Grundlage weiter.

Verantwortung

Verantwortung zu haben, ist ein gutes Gefühl, aber auch eine große Herausforderung. Stecken Sie Ihre Verantwortungsbereiche genau ab und ziehen Sie Grenzen. Sensibilisieren Sie sich selbst immer wieder dafür, wo Ihr Verantwortungsbereich beginnt und wo er endet.

Erwartungen

Es ist immer gut, wenn man nicht zu hohe Erwartungen hat. Trotzdem: Setzen Sie sich mit Ihren Erwartungen auseinander und teilen Sie sie auch mit. Fragen Sie auch die Menschen, mit denen Sie zu tun haben werden, was sie von Ihnen erwarten. Erfüllte Erwartungen schaffen Vertrauen!

Vorbereitung

Wenn Sie sich gut vorbereiten, haben Sie bereits einen wichtigen Teil Ihres Weges zum Ziel geschafft. Sie haben eine Ausbildung abgeschlossen oder viele praktische Erfahrungen gesammelt? Was kommt als Nächstes? Stellen Sie sich auf Ihren neuen Aufgabenbereich ein und bereiten Sie sich auf mögliche Herausforderungen vor. Einen wichtigen Schritt setzen Sie gerade: Sie reflektieren Ihre neuen Aufgaben, indem Sie sich mit diesem Buch beschäftigen.

Auf eines sollten Sie besonders achten!

Rom ist auch nicht an einem Tag erbaut worden! Teilen Sie sich Ihre Kräfte gut ein und setzen Sie einen Schritt nach dem anderen. Niemand erwartet von Ihnen, dass Sie in kurzer Zeit alles können!

Jetzt sind Sie Führungskraft

Sind Sie bereit für den Neustart? Eine Stelle als Führungskraft zu übernehmen, ist nicht leicht – und es ist ein entscheidender Moment in Ihrem beruflichen Werdegang. In Ihrer neuen Position kommen viele Verpflichtungen und Verantwortungen auf Sie zu. Sie stellen sich spannenden Herausforderungen und gleichzeitig treiben Sie Ihre persönliche Entwicklung voran. Ich möchte Ihnen an dieser Stelle ein paar Gedankenanstöße mit auf den Weg geben.

Analyse und Vorbereitung

Wahrscheinlich wissen Sie in etwa, was Sie erwartet. Trotzdem lohnt es sich, im Vorfeld verschiedene Prozesse genau zu analysieren. Betrachten Sie vielleicht noch einmal die verschiedenen Dimensionen Ihrer neuen Aufgabe und machen Sie sich ein genaues Bild davon. Holen Sie möglichst viele Informationen ein, damit Sie sich gut vorbereiten können. Fehler lassen sich auch bei bester Vorbereitung nicht völlig vermeiden, der Tritt in das eine oder andere Fettnäpfchen aber schon. Die folgenden Fragen sollten Sie bei Ihrer Analyse berücksichtigen:

- Wie sieht Ihr Aufgabengebiet konkret aus?
- Welche Erwartungen sind mit Ihrer neuen Aufgabe verknüpft?
- Gibt es klare Zielvorgaben?
- Welche Ressourcen zur Umsetzung stehen Ihnen zur Verfügung?
- Wie viel Rückendeckung können Sie von Ihren Vorgesetzten erwarten?
- Welche Geschichte hinterlässt Ihr Vorgänger?
- Ist eine sehr gute Führungskraft in Pension gegangen oder hat Ihr Vorgänger womöglich einen Sanierungsfall hinterlassen?
- Gibt es erste Hinweise auf Allianzen, die wichtig sein könnten?

Ich bin sicher, dass Ihnen noch weitere Fragen einfallen.
Schreiben Sie sie auf!

Ihr persönlicher Plan

Mit einem guten Überblick über Ihre neuen Tätigkeiten und mit ausreichend vorhandenen (Insider-)Informationen können Sie sich nun Ihrer persönlichen Planung widmen. Auf dieser Basis stecken Sie sich Ihre Ziele und formulieren Maßnahmen

– zum Beispiel für Ihre ersten 100 Tage als Führungskraft. Hierzu gibt es ein schon oft publiziertes einfaches Phasenmodell:

Orientierungsphase

In dieser Phase geht es vor allem darum, direkt aus dem Unternehmen Informationen zu bekommen. Damit erweitern Sie Ihren bereits im Vorfeld eingeholten Wissensschatz zum Beispiel um Kenntnisse der Arbeitskultur, über informelle Strukturen oder interne betriebspolitische Abläufe.

Positionierungsphase

Was ist Ihre Rolle im Unternehmen und welche Aufgaben sind damit verbunden? Finden Sie heraus, welche Spielräume Ihnen zur Verfügung stehen, um sich selbst zu positionieren. Wichtige Elemente in diesem Zusammenhang können auch Fragen der Unternehmenskultur und der Kommunikationswege sein.

Umsetzungsphase

In diese Phase kommen Sie ungefähr nach den ersten 100 Tagen in Ihrer neuen Position. Es bietet sich nun zum Beispiel eine Präsentation an, in der Sie Ihre Visionen beziehungsweise Ihren Fokus für die Zukunft vorstellen. Auf jeden Fall sollten Sie ab dieser Phase Ihre Handlungsfähigkeit als Führungskraft unter Beweis stellen.

Erster Tag als Führungskraft

Schon der erste Tag ist für viele Dinge prägend und entscheidend, weswegen er sorgfältig vorbereitet sein sollte. Ideal ist es, wenn Ihre Vorstellung und Einführung in das Unternehmen in einem feierlichen Rahmen stattfindet. Nutzen Sie diese Gelegenheit, um sich bei den neuen Kollegen und Mitarbeitern mit einer Rede vorzustellen. Damit Sie dafür den richtigen Ton treffen, erkundigen Sie sich im Vorfeld, was im Unternehmen üblich und geplant ist.

Der erste Bezug zu Ihren Mitarbeitern

Ihre Leistung als Führungskraft wird vor allem anhand der Leistungen Ihrer Mitarbeiter beurteilt, weshalb die Motivation Ihres Teams eine große Rolle spielt. Gerade neue Führungskräfte müssen kommunikatives Geschick beweisen, um darauf Einfluss zu nehmen. Suchen Sie deswegen unbedingt Vier-Augen-Gespräche mit Ihren

Mitarbeitern, um herauszufinden, wo diese Menschen stehen, welche Sorgen und Anliegen sowie Ideen und Ziele sie haben. Eine wichtige Frage ist auch, welche Erwartungen an Sie selbst gestellt werden. Bitte formulieren Sie auch möglichst genau, was Sie von Ihren Mitarbeitern erwarten.

Führungsarbeit

Steuerungs- und Führungsaufgaben zählen ganz klar zu den wichtigsten Schwerpunkten Ihrer neuen Tätigkeit. Hüten Sie sich deswegen vor allem in den ersten Tagen vor Ungeduld und allzu großem Eifer – damit würden Sie sowohl sich selbst als auch Ihre Mitarbeiter überfordern. Bewahren Sie stattdessen den Überblick über die Gesamtsituation, achten Sie auf mögliche Potenziale und Chancen. Gehen Sie bewusst, präsent und offen an Ihre neue Aufgabe heran! Dieses Buch gibt Ihnen wichtige Anhaltspunkte und lässt Sie von den Erfahrungen langjähriger Kollegen profitieren, an denen Sie sich für die erste Zeit gut orientieren können – es wird nicht lange dauern, bis Sie selbst am besten wissen, wie Sie verschiedensten Herausforderungen aus eigener Kraft begegnen.

Erfahrungsberichte von Führungskräften

Quer durch das ganze Buch begleiten Sie Erfahrungsberichte von Führungskräften, die bereits auf eine mehrjährige Berufserfahrung zurückblicken. Diese Berichte spiegeln individuelle Wahrnehmungen und Zugänge wider, die sich nicht notwendigerweise mit meiner eigenen Meinung decken müssen, und auch meine Zugänge werden nicht zwingend jene der Berichtenden sein. Sowohl bei der Lektüre dieses Buches als auch in Ihrer beruflichen Praxis als Führungskraft werden Sie sich immer wieder selbst ein eigenes Urteil bilden – das ist gut und notwendig, denn letztendlich übernehmen Sie die Verantwortung für Ihr Tun.

Diese Erfahrungsberichte sollen Ihnen keineswegs den Eindruck vermitteln, dass es genügt, einfach dieses Buch zu lesen, um anschließend all Ihre Ziele spielend leicht zu erreichen! Führung heißt, immer wieder aufs Neue bestimmte Situationen in ihrem jeweiligen Kontext und ganzheitlich zu betrachten. Dazu ist es manchmal notwendig, auch professionelle Unterstützung hinzuzuziehen, etwa im Rahmen eines Coachings oder in einer anderen Form der angeleiteten Reflexion.

Ich wünsche Ihnen viele neue Erkenntnisse beim Lesen der Erfahrungsberichte!

Vorstellung der Erfahrungsberichter

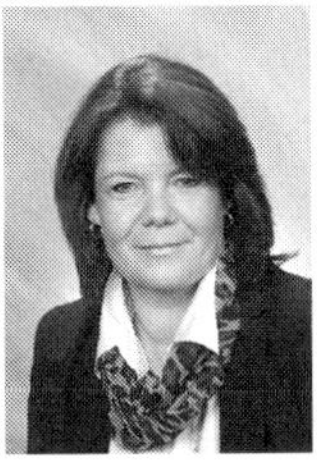

Elisabeth Grna, MSc, DGKP
Pflegedirektorin eines Pflegeheimes im Bundesland Niederösterreich
Nach dem Diplom der Allgemeinen Krankenpflege 1993 bis 2010 Tätigkeiten im akuten Bereich, vorwiegend in der Privatwirtschaft. 2010 Wechsel in die Langzeitpflege. Ab 2006 Positionen im mittleren Management, seit Mai 2014 Pflegedirektorin in einem Pflegeheim.

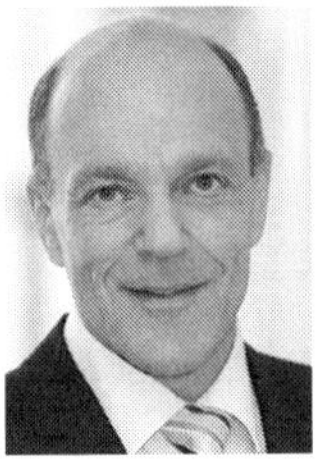

Hon.-Prof. (FH) Mag. Dr. Dipl.-HTL-Ing. Gerd Hartinger, MPH
Geschäftsführer geriatrischer Gesundheitseinrichtungen im Bundesland Steiermark
Gesundheitswissenschaftler (Medizinische Universität Graz), Ökonom (Karl-Franzens Universität Graz), Techniker (BM für Wirtschaftliche Angelegenheiten Wien), 10-jährige Managementerfahrung in internationalen Industriekonzernen – u. a. Geschäftsführer eines österreichisch/tschechischen Groß-Joint-Ventures, langjährige, leitende Funktion in mittleren und großen Krankenanstalten (Univ. Klinikum Graz etc.), Geschäftsführer/CEO der Geriatrischen Gesundheitszentren der Stadt Graz – die GGZ sind Staatspreisträger für Unternehmensqualität lt. EFQM 2014 (QA und BMWFW), Aufsichtsratserfahrung bei großen Krankenanstalten-Gesellschaften, Universitäts- und FH-Lektor, Unternehmensberater und Trainer, Autor einschlägiger Fachbücher, Klinik Award 2015 als „Manager des Jahres" als erster Österreicher (Berlin), Gründungsmitglied zahlreicher wohltätiger und ehrenamtlicher Vereine (Wachkomaverein, Bunte Blätter, VGKÖ etc.)

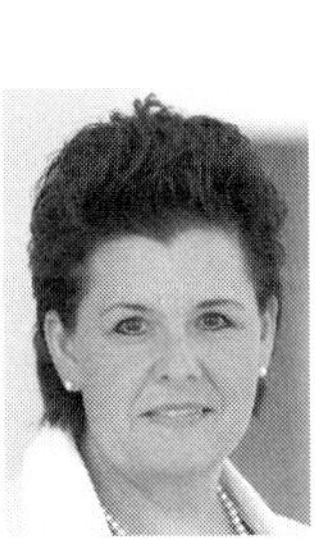

Beatrix Koch
Direktorin eines Pflegezentrums im Bundesland Steiermark
Industriekauffrau, E.D.E.-Heimleiterin, Zertifiziererin des „Nationalen Qualitätszertifikats" (NQZ). Zunächst Mitarbeiterin in einem Pflegezentrum, später Heimleiterin der gleichen Einrichtung. Motto: „Wer sich für zu wichtig für kleine Aufgaben hält, ist oft zu klein für wichtige Aufgaben." (Jacques Tati)

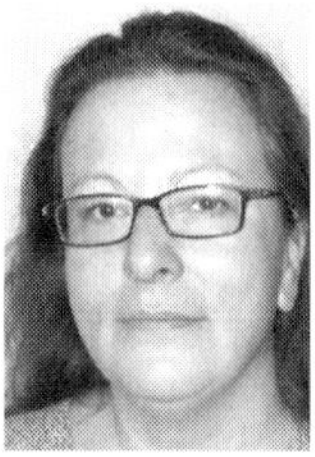

Ulrike Koller, MBA
Pflegebereichsleiterin in einer Krankenanstalt im Bundesland Wien
Diplom der Kinderkranken- und Säuglingspflege, Sonderausbildung zur Heranbildung von Krankenpflegepersonen für die Pflege von Intensivpatienten, Diplom der Allgemeinen Krankenpflege, Sonderausbildung für basales und mittleres Management. Universitätslehrgang Health Care Management an der Wirtschaftsuniversität Wien.

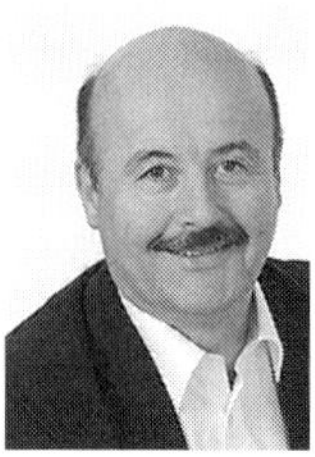

Dorin-Ioan Limbean, MSc
Heim- und Pflegedienstleitung eines Sozialzentrums im Bundesland Vorarlberg
Diplom der Allgemeinen Krankenpflege, Ausbildung basales und mittleres Pflegemanagement gemäß § 64 und § 72 GuKG, EDE-Heimleiter.

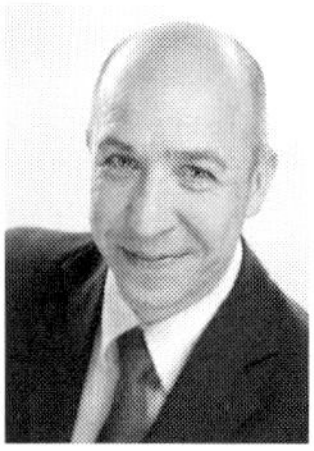

Mag. Johannes Josef Mandl
Geschäftsführer und Hausdirektor einer Altenpflegeeinrichtung im Bundesland Wien
Studium der Betriebswirtschaft (Wirtschaftsuniversität Wien), akademisch geprüfter Krankenhausmanager (WU Wien), diplomierter Projektmanager (WIFI campus Wien), E-Qalin-Prozessmanager (IBG). Seit über 15 Jahren im Management von Gesundheits- beziehungsweise geriatrischen Unternehmungen als Controller, Projektmanager und nun seit fünf Jahren als Geschäftsführer tätig.

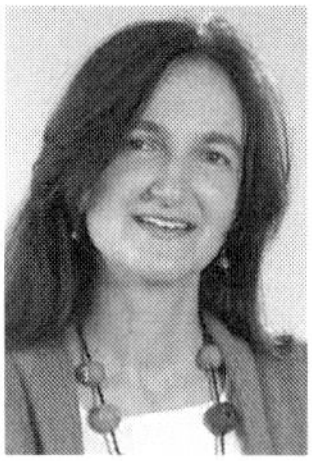

Claudia Michalica-Zottl, MSc, aLfGuK
Leiterin einer Akademie im Bundesland Wien
Sonderausbildung für Lehraufgaben gemäß § 72 GuKG, ausgebildete Gesundheitsmanagerin. Als Direktorin der Berufsausbildungen zur Pflegehilfe langjährige Unterrichtstätigkeit und Leitungserfahrung. Derzeit Ausbildung im internationalen Universitätslehrgang für Organisationsethik.

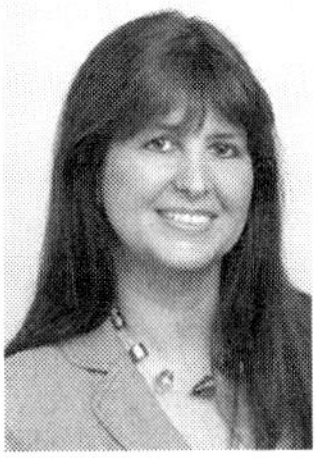

Dipl. Ing. Evi Pohl-Iser
Stv. Geschäftsführerin in einer sozialen Dienstleistungsorganisation im Bundesland Wien
Seit 2003 Abteilungsleiterin von „Hilfe und Pflege daheim", stv. Geschäftsführung seit 2010. Für 500 Mitarbeiter in der mobilen Betreuung und Pflege sowie Freizeiteinrichtungen für Menschen mit Behinderung verantwortlich. Zuvor Ziviltechnikerin in der Landschaftsplanung, Projektmanagement, Organisationsentwicklung. Derzeit Studium der Gerontologie und sozialen Innovation an der Uni Wien.

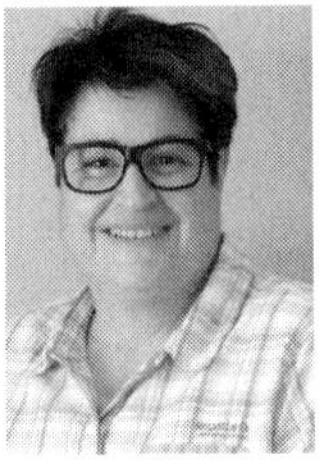

Josephine Schenk
Pflegedienstleiterin in einem Pflegeheim im Bundesland Burgenland
Ausbildung gemäß § 64 und § 72 GuKG, ausgebildete Sozialmanagerin und geprüfte Praxisanleiterin für die Auszubildenden im Gesundheitswesen. Langjährige Führungserfahrung, im Jahr 2014 ausgezeichnet als „Pflegerin mit Herz" für das Burgenland.

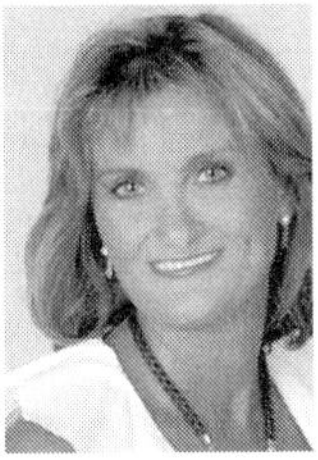

Susanne Stanzel, MBA
Direktorin in einem Pflegeheim im Bundesland Niederösterreich
Pflegedienstleiterin und Obfrau der Fachgruppe NÖ Pflegeheime. Ausbildung zur akademischen Pflegemanagerin, danach Akademie für Sozialmanagement in Wien und Universitätslehrgang Gesundheitswesen/Healthcare-Management in Krems.

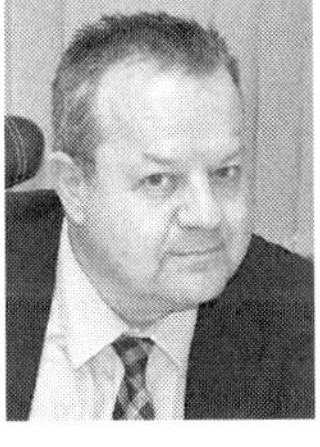

Michael Strozer, MSc
Direktor in einem Pflegeheim im Bundesland Niederösterreich
Matura 1982, danach Tätigkeit beim Amt der Niederösterreichischen Landesregierung (Wohnbauförderung, Arbeitnehmerförderung, Familienreferat). Seit März 2001 in der Abteilung Landeskrankenanstalten und Landesheime für alle niederösterreichischen Landespflegeheime im strategischen Bereich tätig (Budget, Personal und Öffentlichkeitsarbeit, Schwerpunkte: strategisches und taktisches Controlling). Leitung der interdisziplinären Projektgruppe Personalbedarf des Landes Niederösterreich. 2009 bis

2011 berufsbegleitendes Studium „Social Management". Seit 2014 Leiter eines Pflegeheims.

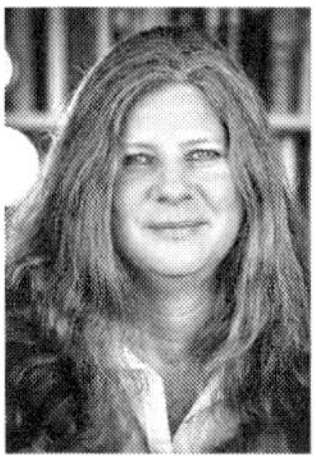

Mag.[a] Andrea Wittmann, MSc
Leiterin einer Sozialeirichtung im Bundesland Niederösterreich
Studium der Theaterwissenschaft an der Universität Wien und des Healthcare-Managements an der Donau-Universität Krems. Sozialmanagerin, Lehrwartin für Behindertensport und Theaterpädagogin. Leitungsfunktionen in verschiedenen Organisationen im Sozialbereich.

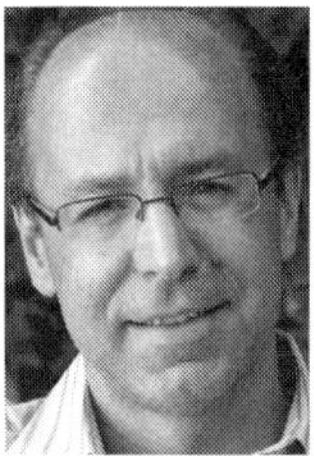

Mag. Manfred Wurm, MSc
Leiter eines Altenheims im Bundesland Oberösterreich
Nach dem Studium einige Jahre in der Steuer- und Wirtschaftsberatung tätig, anschließend Leiter einer Betreuungseinrichtung für Menschen mit Beeinträchtigungen. Neben seiner aktuellen Aufgabe als Leiter eines Altenheims in Oberösterreich Beschäftigung mit modernen Führungsansätzen.

Teil II

Führungswerk

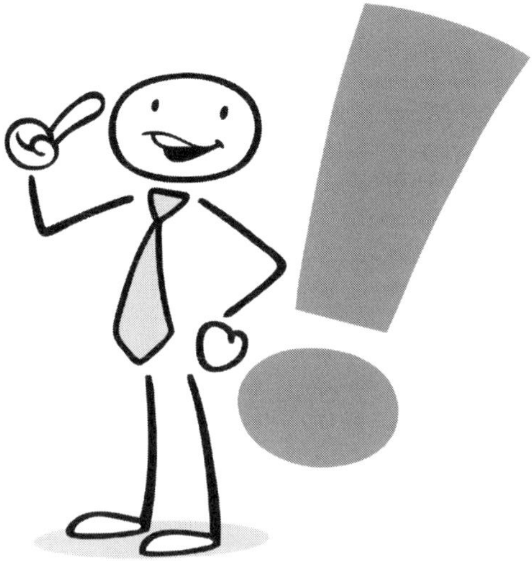

Hier erfahren Sie, welche Themen in diesem Buch besprochen werden – in welcher Reihenfolge Sie die einzelnen Kapitel lesen, entscheiden Sie selbst. Empfehlenswert ist es auf jeden Fall, den Verweisen auf inhaltlich verwandte Kapitel nachzugehen, davon abgesehen können Sie jedes Kapitel für sich studieren oder Ihre ganz individuelle Reihenfolge zusammenstellen. Machen Sie sich Notizen und schreiben Sie sich Schlagwörter auf, um vielleicht auf eigene Faust noch mehr zu einzelnen Themen zu recherchieren und zu erfahren. Nutzen Sie Ihre Aufzeichnungen auch für die tägliche Arbeit und suchen Sie sich Beispiele und Umsetzungsmöglichkeiten, die für Ihre Organisation passend sind.

Kapitel 1: Führungskraft
Kapitel 2: Management
Kapitel 3: Führungsgrundlagen
Kapitel 4: Führungskommunikation
Kapitel 5: Führungsarbeit
Kapitel 6: Teamarbeit

Ich wünsche Ihnen viel Spaß dabei!

1 Führungskraft

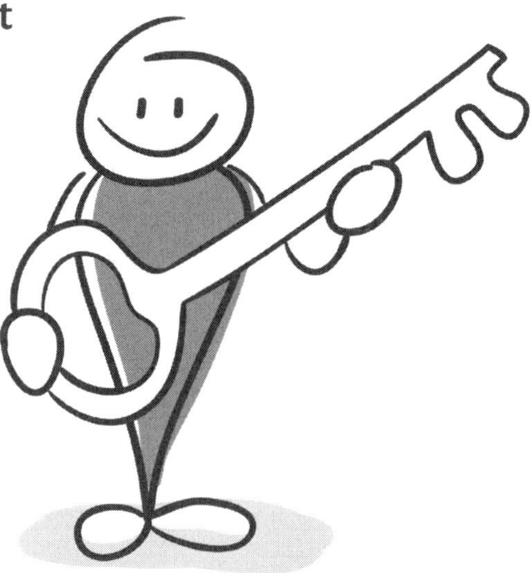

Sie haben sich entschieden, Ihre Rolle zu wechseln? Sie sind kurz davor, Ihr Studium abzuschließen, oder haben schon eine Stelle im Management in Aussicht? Sie wurden gefragt, ob Sie eine Führungsposition übernehmen möchten? Führungskraft zu werden, ist eine große Herausforderung, denn das Thema Führung ist sehr komplex. Der Rollenwechsel von der Fachkraft oder vom Studenten zur Führungskraft rückt viele Facetten gleichzeitig in den Fokus. Einige davon möchte ich Ihnen in diesem Kapitel aufzeigen und näher beschreiben. Dabei geht es um Positionen, Faktoren, Spannungsfelder, Kompetenzen und, damit verbunden, um die eigene Rolle als Führungskraft. Im Folgenden erhalten Sie wichtige Hinweise und vielleicht auch Denkanstöße rund um Ihre neue Aufgabe!

Was aber war der ausschlaggebende Grund, dass Sie sich für diese berufliche Veränderung entschieden haben? Schreiben Sie zunächst auf, warum Sie Führungskraft sein wollen!

1.1 Ausgangsposition

Formal ist eine Führungskraft jemand, der in einer Organisation eine leitende Position innehat, mit der bestimmte Ziele und konkrete Leistungen verbunden werden. Führungskräfte stellen sich Aufgaben, die sie gemeinsam mit einem Team zu erfüllen haben. Dabei gilt es, gewisse Dinge auch ganz persönlich zu betrachten und sich so gut wie möglich vorzubereiten. Was ist also die Ausgangsposition? Was wird Sie erwarten? (1)

1.2 Rahmenbedingungen

Die Rahmenbedingungen, innerhalb derer eine Führungskraft arbeitet, wirken als starke Einflussfaktoren. Führungssituationen können sehr unterschiedlich sein, und damit verbunden werden Sie meist mit sehr speziellen Rahmenbedingungen konfrontiert sein. Jede dieser Rahmenbedingungen bedingt spezifische Anforderungen, die richtig verstanden und erkannt werden müssen. Eine gute Analyse am Beginn zeigt Ihnen, dass Sie Führungsmethoden nicht unreflektiert anwenden können.

Aufgaben

Unterschiedliche Aufgaben verlangen unterschiedliche Arten zu führen. Je vielschichtiger Aufgabenstellungen sind, desto komplexer ist auch das notwendige Führungsverhalten. Unterscheiden Sie zwischen quantitativen und qualitativen Aufgaben, wobei für Letztere ein hoher Grad an Identifikation nötig ist. Geht es bei einer Aufgabe in erster Linie um Quantität (Zeit), sind andere Führungsansätze gefragt als bei qualitätsbezogenen Zielen. Außerdem ist es ein großer Unterschied, ob sich Ihr Handeln auf Routineaufgaben oder regelmäßige Standardaufgaben bezieht. All diese Einzelheiten beeinflussen die konkrete Art und Weise von Führung.

Mitarbeiter

Auch hinsichtlich Ihrer Mitarbeiter gilt es zu beachten: Jeder Mensch ist einzigartig. Jede Persönlichkeit hat ihre Geschichte, ihre Erfahrungen und ihren Charakter. Seien Sie sich bewusst, dass Individuen individuelle Führung benötigen. Unterschiedliche Mitarbeiter, die zum Beispiel komplexe unterschiedliche Aufgaben zu erfüllen haben, sind in jedem Fall eine Herausforderung für Führungskräfte. Begegnen Sie Ihrem Team also mit der größtmöglichen Führungsflexibilität!

Strukturen

Beachten Sie die strukturellen Gegebenheiten innerhalb des Rahmens, in dem Sie als Führungskraft verantwortlich tätig sind, und denken Sie daran, dass Ihre Führungsansätze auch außerhalb Ihres unmittelbaren Wirkungsbereichs zum Tragen kommen. Bedenken Sie außerdem die Strukturen in jenen Bereichen, die mit Ihrem Tätigkeitsfeld wichtige Schnittstellen aufweisen. Organigramme und Strukturmodelle geben Ihnen dazu schon vorweg wichtige Hinweise.

Umfeld

Sowohl die Mitarbeiter als auch die anstehenden Aufgaben sind abhängig von der Kultur der Organisation. Formelle oder informelle Regeln steuern das Verhalten untereinander. Es ist wichtig, dass Sie diese (formelle und informelle) Kultur zunächst beobachten und zu verstehen versuchen. Je besser Sie diese Kultur kennen, umso gezielter können Sie auf sie einwirken. Dies kann ein wesentlicher Parameter für die Realisierung Ihrer Führungsziele sein. (1)

1.3 Erwartungen

Erwartungen sind Hoffnungen, Hinweise oder Ansatzpunkte aus verschiedenen Richtungen. Im Management spricht man auch von einem Spannungsfeld im Zusammenhang mit Vertrauen: Man vertraut einem anderen Menschen, wenn er den eigenen Erwartungen entspricht. Wenn also bestimmte Erwartungen – verbunden mit Hoffnungen und Hinweisen – im Raum stehen, sollten diese auf jeden Fall ausgesprochen werden. Nur so kann man sie erfüllen und damit Vertrauen schaffen. Sehr wahrscheinlich wird an Sie die Erwartung gestellt werden, dass Sie als Führungskraft erfolgreich sind. Erfolge entstehen aber nicht „irgendwie“, sondern sie sind das Ergebnis von Erfahrungen und Fähigkeiten. (1) (2)

Erwartungen Ihres Vorgesetzten

Die grundsätzliche Erwartung Ihres Vorgesetzten wird sein, dass Sie seine Entscheidung bestätigen, Sie als Führungskraft ausgewählt zu haben. Auch wenn im Zuge von Ausschreibungs- und Bewerbungsprozessen bestimmte Anforderungen definiert wurden, ist es sinnvoll, bestehende Erwartungen an Sie im Detail abzufragen. Denken Sie daran, dass Sie vermutlich auch mit einer Reihe von unausgesprochenen Erwartungshaltungen konfrontiert sind.

Erwartungen Ihrer Mitarbeiter

Die Erwartungen Ihrer Mitarbeiter können persönlichkeits- oder sachbezogen sein. Auch hier ist es wichtig, diese von Beginn an abzufragen – auch auf ganz individueller Ebene. Grundsätzlich erwarten sich Mitarbeiter Anerkennung, Unterstützung, Verständnis und Gerechtigkeit. Besonders bei neuen Führungskräften wünschen sich Mitarbeiter gleich zu Beginn möglichst viele Informationen.

Erwartungen an sich selbst

Ihre bewussten und unbewussten Erwartungen wirken gemeinsam auf die neue Situation ein – ganz gleich, ob Sie das wollen oder nicht. Nehmen Sie sich deswegen genügend Zeit, um Ihre Erwartungen abzustecken. Treten Sie mit sich selbst in einen Dialog, fragen Sie sich nach Ihren Bedürfnissen und Bestrebungen und schreiben Sie diese auf!

Umgang mit Erwartungen

Das Schwierigste ist wohl, dass Sie es mit den Erwartungen und Ansprüchen vieler unterschiedlicher Personen und Gruppen zu tun haben. Bedenken Sie auch, dass verschiedene Sichtweisen zu widersprüchlichen Erwartungen führen können. Ihre Kunst ist es, hier ein ausgeglichenes Gesamtparket zu schnüren. Machen Sie sich trotzdem bewusst, dass Sie nicht alle Erwartungen erfüllen können. Und was noch wichtig ist: Denken Sie daran, dass Ihr Erfolg nicht davon abhängt!

Sehr hilfreich ist es, wenn Sie sich eine Matrixliste machen und möglichst übersichtlich aufschreiben, welche Erwartungen verschiedene Mitarbeiter und Gruppen an Sie stellen – notieren Sie auch gleich Wege und Möglichkeiten, wie diese erfüllt werden könnten.

Im Anhang finden Sie dazu eine Mustervorlage („Matrixliste Erwartungen“)!

1.4 Was macht eine Führungskraft aus?

Es gibt verschiedene Möglichkeiten, diese Frage zu beantworten, doch im Grunde benötigt eine Führungskraft viele Kompetenzen und spezielle persönliche Eigenschaften, um konkrete Ergebnisse und Ziele zu erreichen. Im Folgenden finden Sie dazu einige wichtige Aspekte: (1)

Verantwortungsbereitschaft

Die Bereitschaft, Verantwortung zu übernehmen, ist natürlich eine Grundvoraussetzung für Führungskräfte. Verantwortlich zu sein heißt, sich einem Ergebnis verpflichtet zu haben. Teil Ihres Verantwortungsbewusstseins ist aber auch, dass Sie etwas bewegen und erreichen wollen. Als neue Führungskraft sollten Sie Ihren Verantwortungsbereich genau abstecken, sodass von Anfang an klar ist, wofür und für wen Sie verantwortlich sind.

Wirksamkeitsorientierung

Damit Ihre Arbeit eine konkrete Wirksamkeit erreicht, also zu bestimmten Ergebnissen führt, sollten Sie Ihre Aufgaben zielgerichtet angehen. Grundlage dafür ist eine genaue Analyse – und damit verbunden auch ein ausreichendes Maß an Reflexion. Aufgaben umzusetzen heißt aber auch, dass dabei Grenzen erreicht werden oder sich Hindernisse in den Weg stellen. Nehmen Sie diese Hürden als Herausforderungen an und gehen Sie zielgerichtet neue Wege!

Flexibilitätsbewusstsein

Als Führungskraft werden Sie immer mit neuen Situationen und Aufgaben konfrontiert sein. Auch Ihre Mitarbeiter werden aufgrund ihrer individuellen Bedürfnisse immer wieder Ihre Flexibilität benötigen. Gehen Sie deswegen unvoreingenommen an neue Situationen heran. Sehen Sie neue Aufgaben Schritt für Schritt als Herausforderung und lassen Sie sich immer wieder auf notwendige Perspektivenwechsel ein!

Kooperationsbereitschaft

Sie benötigen als Führungskraft jedenfalls ein hohes Maß an Kooperationsbereitschaft. Machen Sie diese so gut wie möglich sichtbar! Seien Sie offen und aufgeschlossen in der Zusammenarbeit und zeigen Sie Ihr Bestreben nach Kommunikation und Information. Dabei werden Sie oft auch Stellung beziehen müssen, um verständlich zu machen, welches genaue Ziel Sie verfolgen. Unterstützen Sie Ihre Mitarbeiter auf diesem Weg, aber fragen Sie auch andere um Rat.

Und vieles mehr ...

Darüber hinaus gibt es natürlich noch viele Fähigkeiten und Fertigkeiten, die Führungskräfte mitbringen sollen, wie zum Beispiel Kommunikationsgewandtheit,

Zielstrebigkeit, Belastbarkeit, Durchsetzungsvermögen, Problem- und Lösungsorientiertheit, Analysefähigkeit, Organisationsfähigkeit, Entscheidungsfähigkeit und vieles mehr. Setzen Sie sich mit diesen Begriffen auseinander – Sie werden staunen, welche Bedeutung diese für Sie haben.

1.5 Kompetenzen

Nicht jeder Mensch kann die komplexen Aufgaben bewältigen, die in einer Führungsposition zu erfüllen sind. Neben einem fundierten Fachwissen benötigt man dazu auch soziale und emotionale Kompetenzen sowie ausreichende praktische Erfahrung in der Arbeit mit Menschen.

Soziale Kompetenzen

Der Begriff „soziale Kompetenz" beschreibt eigentlich eine Vielzahl von Fertigkeiten, die zielorientiert miteinander verbunden sein können – und sollen! Im Berufsleben spricht man in diesem Zusammenhang meist von „Schlüsselqualifikationen", die Führungskräfte mitbringen, um etwa einzelne Mitarbeiter positiv zu beeinflussen, Gruppen zu motivieren und gemeinsam mit anderen Beteiligten Ziele zu erreichen.

Ein wichtiger Teilaspekt der sozialen Kompetenz ist die sogenannte „soziale Intelligenz". Darunter versteht man die „Fähigkeit, andere zu verstehen sowie sich ihnen gegenüber situationsangemessen und klug zu verhalten". Dieser Teilaspekt wird in der Praxis sehr oft unterschätzt! (3) (4)

Soziale Kompetenz im Umgang mit sich selbst

Mit sich selbst „umzugehen", bedeutet vor allem die Auseinandersetzung mit dem eigenen Ich beziehungsweise mit der eigenen Rolle in Form von Reflexion und kritischer Selbstwahrnehmung. Selbstwertgefühl, Selbstvertrauen und Selbstbeobachtung sind dabei ebenso wichtig wie Selbstwirksamkeit und Selbstdisziplin, Eigenverantwortung und Selbstwertschätzung sowie Selbstvertrauen. Wie nehme ich mich wahr? Wie werde ich von anderen wahrgenommen? Damit sollten sich Führungskräfte immer wieder auseinandersetzen. Näheres dazu finden Sie in Teil III, Kapitel 1 (S. 125–131).

Soziale Kompetenz im Umgang mit anderen

Der Umgang mit anderen Menschen sollte von Respekt geprägt sein und auf Anerkennung beruhen. Dazu ist es notwendig, sich mit dem jeweiligen Gegenüber sensibel und genau auseinanderzusetzen. Es geht dabei um Themen wie Achtung, Wahrnehmung, Respekt, Anerkennung, Hilfsbereitschaft, Empathie, Menschenkenntnis, Toleranz und Kritikfähigkeit. Hinsichtlich dieser Aspekte sind gerade Führungskräfte besonders gefordert!

Soziale Kompetenz in Bezug auf die Zusammenarbeit

Der Umgang mit dem Team setzt eine bewusste Reflexion in den Bereichen „Umgang mit mir selbst" und „Umgang mit anderen" voraus. Für eine tragfähige und professionelle Zusammenarbeit im beziehungsweise mit dem Team sind gemeinsame Ziele besonders wichtig. Wichtige Aspekte sind vor allem Kommunikations- und Konfliktfähigkeit, Kooperation, Motivation sowie Kritikfähigkeit.

1.6 Führungskompetenzen

Die Summe der Eigenschaften und Fähigkeiten einer Person macht deren Führungskompetenz aus, die tendenziell eher menschen- oder aufgabenorientiert gestaltet und grundsätzlich unabhängig von einer einzelnen Organisation zu bewerten ist. (5) Dennoch lohnt sich die Frage, inwiefern nicht auch ein bestimmtes Unternehmen Einfluss auf die unmittelbare Art der Führung nimmt beziehungsweise wie sehr die mitgebrachten individuellen Kompetenzen Auswirkungen auf die Unternehmensethik beziehungsweise -kultur haben. Es liegt nahe, dass Organisationen gezielt Führungskräfte auswählen, die sich mit ihren Werthaltungen identifizieren. (4)

Soziale Führungskompetenzen

Diese umfassen die Fähigkeit zu kommunizieren, zu kooperieren, Entscheidungen überzeugend zu vertreten sowie für deren breite Akzeptanz zu sorgen. Soziale Kompetenz bedeutet aber auch, „Betroffene" zu „Beteiligten" zu machen. (5) Unterschiedlich definierte Bündel verschiedener sozialer Fähigkeiten werden oft auch als Schlüsselqualifikationen bezeichnet. Diese dienen etwa dazu, Menschen positiv zu beeinflussen beziehungsweise Motivation herzustellen. Ein wesentlicher, nicht zu unterschätzender Aspekt der sozialen Kompetenz ist die sogenannte „soziale Intelligenz": die „Fähigkeit, andere zu verstehen sowie sich ihnen gegenüber situationsangemessen und klug zu verhalten". (4)

Emotionale Führungskompetenzen

Gerade im Pflegebereich müssen Führungskräfte häufig mit Gefühlen umgehen – „emotionale Intelligenz" ist in diesem Spannungsfeld neben der fachlichen Qualifikation ein wesentlicher Erfolgsfaktor, denn Eigenschaften wie Achtsamkeit und Empathie wirken nicht zuletzt auf die Selbstwahrnehmung ein. (6) Gefühle beeinflussen sowohl die geistige Leistungskraft als auch die persönliche Einschätzungs- und Wahrnehmungsfähigkeit: Positive Stimmungen fördern die erfolgreiche Erfüllung von Aufgabenstellungen, während negative Stimmungen – wie zum Beispiel Stress- oder Angstzustände – leistungsmindernd wirken. (7) Die emotionale Intelligenz der Führungskraft kann ausschlaggebend dafür sein, ob sie das Vertrauen der Mitarbeiter gewinnt und damit Begeisterung erreichen kann. (8)

1.7 Aufgaben der Führungskraft

Auf den Punkt gebracht, muss eine Führungskraft bestimmte Ziele erreichen, und zwar mittels Planung, Entscheidung, Umsetzung und Kontrolle. Seien Sie sich jedoch bewusst, dass Sie als Führungskraft nicht mehr ausschließlich für Ihre eigenen Leistungen verantwortlich sind und geradestehen müssen, sondern für die Erfüllung aller Aufgaben, die Ihr Team zu bewältigen hat. (1) (2)

Eine Mustervorlage mit einer möglichen Aufgabenstruktur finden Sie im Anhang.

Zielsetzungen

Organisationen wünschen sich nicht nur, dass Sie vorgegebene Ziele erreichen, sondern dass Sie sich im Zusammenhang damit auch eigene Ziele setzen. Involvieren Sie von Anfang an Ihr Team in die Zielarbeit und greifen Sie dabei auch Ziele Ihrer Mitarbeiter auf, die Sie umsetzen möchten.

Planungen

Planen Sie Ihre Aufgaben und Ziele so transparent wie möglich und involvieren Sie Ihre Mitarbeiter von Anfang an. Definieren Sie daraus Prozesse, um die Arbeit zu steuern. Geben Sie sich für die Planung ausreichend Zeit und halten Sie sich immer das damit verbundene Ziel vor Augen.

Entscheidungen

Als Führungskraft obliegt es Ihnen, Entscheidungen zu treffen. Das ist nicht immer leicht und kann auch eine große Herausforderung darstellen. Es ist aber der wesentliche Schritt, um Ziele und Aufgaben der Umsetzung näher zu bringen.

Umsetzungen

Sie haben sich Ziele gesetzt und diese geplant? Auch die zur Erreichung notwendigen Entscheidungen wurden getroffen? Nun geht es an die Umsetzung! Wenn dabei Führung nicht unbedingt notwendig ist, dann unterstützen Sie Ihr Team durch Beratung, Begleitung und Motivation.

Kontrolle

Als Verantwortungsträger müssen Sie natürlich auch Zwischenleistungen kontrollieren. Schaffen Sie bei Ihren Kontrollen einen Abgleich mit den definierten Zielen und der erfolgten Planung. Geben Sie Ihrem Team dabei konstruktive Rückmeldungen und beziehen Sie sich dabei stets auf das zu erreichende Ziel.

1.8 Die Rolle als Führungskraft

Führen ist zumeist eine sehr widersprüchliche Aufgabe: Sie setzen in einem vorgegebenen Rahmen innerhalb definierter Vorgaben und unter bestimmten Bedingungen Ziele um. In Ihrer Rolle stehen Sie immer wieder zwischen Positionen, die in entgegengesetzte Richtungen laufen. Sie sollten durch Interventionen Handlungsspielräume gestalten, aber auch ausbauen. Als Führungskraft verlangt man von Ihnen von Anfang an Klarheit hinsichtlich der – mitunter auch konfliktbesetzten – Rahmenbedingungen, um Ziele leistungsorientiert zu verfolgen.

Gleichbehandlung

Mitarbeiter verlangen ein hohes Maß an Gleichbehandlung von ihren Führungskräften, welche herausgefordert sind, mit individuellen und spezifischen Qualitäten und Fähigkeiten umzugehen. Daraus ergibt sich die Notwendigkeit, innerhalb dieser Vielfalt Potenziale zu erkennen, Positionen zu respektieren und individuelles Wachstum zu ermöglichen. Ganz grundsätzlich ist darauf zu achten, alle Mitarbeiter gleich, fair und gerecht zu behandeln.

Vorbildrolle

Seien Sie sich bewusst, dass Sie als Führungskraft eine Vorbildfunktion haben. Führen Sie einzelne Aspekte sozialer Kompetenz konsequent in Ihre Tagesordnung ein. Bedenken Sie, dass Führungskräfte in diesem Zusammenhang die am stärksten reflektierenden Mitarbeiter in Betrieben und Organisationen sein sollten. (1)

1.9 Führungspersönlichkeiten

In der Personalführungslehre werden verschiedene Führungspersönlichkeiten beschrieben und klassische Modelle des Führungsverhaltens abgegrenzt. Ich möchte Ihnen hier drei wesentliche Arten von Führungspersönlichkeiten vorstellen. In Kapitel 3 („Führung“) finden Sie die dazugehörigen Führungsstile. (5)

Die autokratische Führungspersönlichkeit

Die autokratische Führungspersönlichkeit bestimmt und lenkt alle Aktivitäten selbst; Tätigkeiten werden von ihr selbst kontrolliert. Es ist nicht erkennbar, welche Maßstäbe sie bei Beurteilungen heranzieht, aber die Mitarbeiter werden sowohl gelobt als auch getadelt.

Die demokratische Führungspersönlichkeit

Die demokratische Führungspersönlichkeit ermutigt alle Beteiligten, Aktivitäten und Ziele gemeinsam zu diskutieren und zu entscheiden. Im Vordergrund steht dabei, dass Beurteilungen objektiv erfolgen sollen. Laufende oder neue Aufgaben beziehungsweise Probleme, die damit in Verbindung stehen, sollen von den Mitarbeitern selbstständig gelöst werden.

Die Laissez-faire-Persönlichkeit

Die Laissez-faire-Persönlichkeit gibt den Mitarbeitern schließlich volle Freiheit, während sie selbst eine eher passive Rolle einnimmt. Es wird dabei weder gesteuert noch organisiert, und auch Bewertungen unterbleiben möglichst. Dieser Ansatz kann im engeren Sinn nicht als „Führung“ bezeichnet werden.

1.10 Lernprozess und Entwicklungen

Bevor ich Ihnen an dieser Stelle Tipps und Empfehlungen zum Start Ihres Entwicklungsprozesses als neue Führungskraft gebe, möchte ich in Ihnen das Bewusstsein wecken, dass Sie niemals an den Punkt kommen werden, an dem Sie „alles wissen". Gerade als Führungskraft schlagen Sie den Weg des lebenslangen Lernens ein, der einem ständigen Entwicklungsprozess gleichkommt.

Tipps und Empfehlungen

- Schreiben Sie ganz zu Beginn Ihre Motive auf, warum Sie sich entschieden haben, Führungskraft zu werden, und begründen Sie diese.
- Analysieren Sie von Beginn an jede Führungssituation detailgenau, um adäquat führen zu können.
- Wenden Sie keine Führungsmethode an, ohne vorher geprüft zu haben, ob sie sich für eine bestimmte Situation eignet.
- Begegnen Sie Ihren Mitarbeitern mit der größtmöglichen Führungsflexibilität.
- Beachten Sie Organigramm und Struktur Ihrer Organisation beim Entwickeln Ihrer Führungsansätze.
- Bedenken Sie, dass das Erfüllen von Erwartungen Vertrauen schafft.
- Fragen Sie Ihre Mitarbeiter, welche Erwartungen sie an Sie haben.
- Setzen Sie sich mit Ihren eigenen Erwartungen auseinander.
- Schreiben Sie sich auf, was für Sie eine Führungskraft ausmacht.
- Setzen Sie sich durch kritische Selbstwahrnehmung mit Ihrer Rolle auseinander.
- Gehen Sie mit Ihren Mitarbeitern respektvoll und wertschätzend um.
- Stecken Sie alle Ihre neuen Aufgaben ab und machen Sie sich ein Bild davon.
- Schaffen Sie von Anfang an Klarheit und definieren Sie Rahmenbedingungen.
- Behandeln Sie Ihre Mitarbeiter gleich, fair und gerecht.
- Seien Sie sich Ihrer Vorbildrolle bewusst und reflektieren Sie diese.

1.11 Erfahrungsberichte

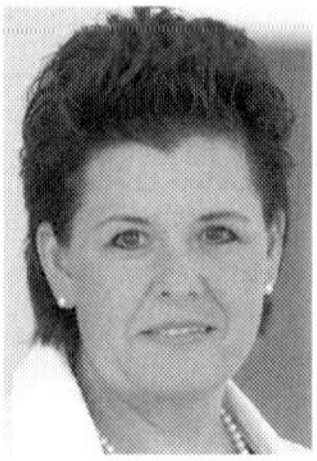

Beatrix Koch: Von der Mitarbeiterin zur Führungskraft

Von der Kanzleikraft (1997) über die Verwaltungsleitung (2000) zur Heimleitung (2004) – im Zuge meiner Entwicklung von der Mitarbeiterin zur Führungskraft habe ich einige Bonussteine mitnehmen dürfen, aber auch Rückschläge einstecken müssen.

Heute weiß ich, dass ich nichts anders machen hätte können und dass ich die eine oder andere schmerzliche Erfahrung machen musste, damit ich als Leiterin eines Teams mit 75 Mitarbeiterinnen und Mitarbeitern erfolgreich sein kann. Mir wurde schnell bewusst, dass ich eine Funktion ausübe, die von allen Seiten genauestens beobachtet, gemessen und beurteilt wird. Die kräfteraubendste Herausforderung im ersten Jahr war die permanente Verdeutlichung des neuen Auftrags mit erweiterter Verantwortung gegenüber den ehemaligen Kolleginnen und Kollegen. Es wurde von Einzelnen aus dem Team immer wieder der Versuch gestartet, mich dazu zu bringen, meine Bewertungen und Entscheidungen rein aus dem Blickwinkel einer Mitarbeiterin zu treffen beziehungsweise zu formulieren. Hier muss man sehr klar die neue Position verdeutlichen und sie auch immer wieder verbal zum Ausdruck bringen, was mir nicht sofort leicht gefallen ist. Ich genoss den Vorteil, dass ich zuvor im Team als Kollegin nicht unbeliebt war und dass mir auch der Heimträger das volle Vertrauen ausgesprochen hat. Durch die klare Kommunikation meiner Werte, die sich besonders auf Kunden- und Serviceorientierung, Qualitätsgüte, Zusammenarbeit, Partizipation der Teams, Förderung von Innovationen, Beziehungskultur (Dialog, Feedback), gemeinsame Zielformulierung, Sinn und Orientierung, Vertrauen/Zutrauen sowie Förderung/Coaching konzentrierte, konnte ich durch mein eigenes Verhalten stets veranschaulichen, worauf es mir wirklich ankam. Rückblickend glaube ich, dass ich neben allen angeeigneten Führungstools schlussendlich auch durch meine Vorbildhaltung, Verlässlichkeit,

Leistungsbereitschaft, Bescheidenheit und die Offenlegung meiner Persönlichkeit überzeugt habe.

Wenn man aus der Mitarbeiterebene in die Führungsebene gehoben wird, steigt automatisch auch der persönliche Erfolgs- und Leistungsanspruch. Daher muss man sehr achtsam mit sich selbst sein und klare Abgrenzungen treffen. Ich musste auch lernen, dass einiges fremdbestimmt ist und somit von mir gar nicht beeinflusst werden kann.

Meinen individuellen Führungsstil würde ich heute als „Servant-Leadership-Essenz mit partnerschaftlich-kooperativen Attributen" bezeichnen.

Meiner Meinung nach sind bei einer guten Führungskraft die sozialen Kompetenzen ebenso ausgeprägt wie die fachlichen. Außerdem stellt sie sich selbstverständlich bei Misserfolgen in die erste Reihe und bei Erfolgen in die letzte.

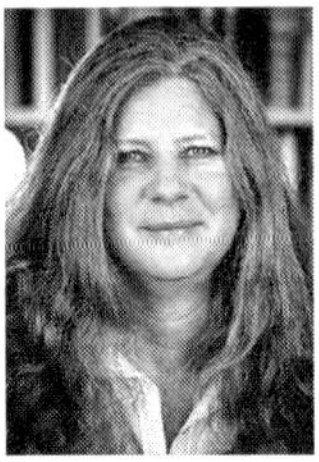

Andrea Wittmann: Die „Schwiegermuttermethode“

Kaum hat man eine bestimmte Position erreicht, beginnt schon das Sesselsägen. Die Neider lauern überall. Besonders Sandra. Glaubt sie, ich merke nicht, dass sie auf meine Stelle scharf ist? Bei jeder Besprechung hat sie ein theoretisches Konzept dabei. Will meine fachliche Kompetenz infrage stellen. Klar, sie ist hübsch. Muss sie deswegen in den engsten Jeans und ausgeschnittenen Shirts daherkommen, wenn jemand von der Geschäftsführung angesagt ist? Aber nicht mit mir! Ich habe mein Notizbuch. Darin wird jede Verfehlung aufgelistet, besonders Sandras: Donnerstag fünf Minuten zu spät gekommen, weil angeblich die U-Bahn eine Störung hatte; aus dem Frühdienst gegangen und zwei schmutzige Häferln in der Abwasch zurückgelassen usw. So habe ich immer etwas in petto, wenn sie mit ihrem falschen Getue Anerkennung bekommt, kann jede Leistung relativieren.

Stopp! Merken Sie, was Sie hier machen? Sie sind die ganze Zeit damit beschäftigt, Ihre Position abzusichern, echte oder eingebildete Angriffe abzuwehren. Was war gleich der Zweck Ihrer Arbeit? Mit der „Schwiegermuttermethode“ („Ja, das ist dir ganz gut gelungen, aber bei dieser Arbeit hapert es schon noch“ – jedes Lob wird sofort mit einem Tadel abgeschwächt) können Sie sicher eine Zeitlang Erfolg haben, Ihre Stellung absichern. Nur wird das Arbeitsklima im Team leiden, weil sich alle von Ihnen verfolgt fühlen. Und damit wird die Arbeitsleistung nicht so gut sein, wie sie könnte. Von Ihren Vorgesetzten werden Sie allerdings an Ergebnissen gemessen. Eine Weile können Sie nicht optimale Ergebnisse mit Fehlern Ihrer Mitarbeiter entschuldigen. Aber irgendwann wird man sich fragen, ob Sie für eine Leitungsposition geeignet sind. Denn schließlich ist es Ihre Aufgabe, für ein gutes Arbeitsklima zu sorgen, darauf zu schauen, dass alle Mitarbeiter beste Leistungen abrufen können.

Sie haben Angst, fachlich nicht mehr auf dem letzten Stand zu sein? Lesen Sie Fachbücher, machen Sie Weiterbildungen. Sie befürchten, von Ihren Mitarbeitern nicht ernst genommen zu werden? Besuchen Sie persönlichkeitsbildende Seminare. Neider wird es immer geben. Denen werden Sie auf lange Sicht mit kleinlicher Fehlersuche aber nicht Herr werden. Mit fachlicher Kompetenz und Selbstbewusstsein können Sie glänzen, haben es nicht mehr notwendig, Ihre Mitarbeiter herunterzumachen, sondern können auch sie glänzen lassen. Und dieser Glanz fällt dann wieder auf Sie zurück.

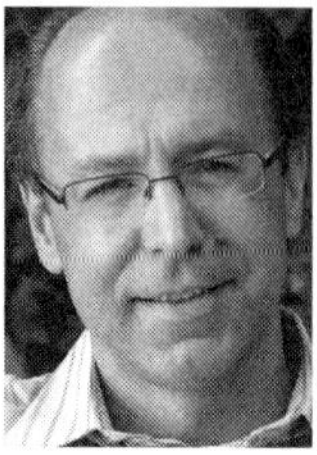

Manfred Wurm: Selbst- und Fremdbild einer Führungskraft

Die Arbeit im Gesundheits- und Sozialbereich wird von den Mitarbeitern erfahrungsgemäß als wichtig im Sinne von „wertvoll" erachtet. Daher ist die wichtigste Grundvoraussetzung für intrinsische Motivation a priori gegeben. Was kann da für eine Führungskraft noch schief gehen?

Führungskräfte unterschätzen jedoch häufig die Wirkung ihres Auftretens in Bezug auf die Einstellungen und das Verhalten ihrer Mitarbeiter. Sind Führungskräfte als „Sinndarsteller" nicht in der Lage, authentisch zu kommunizieren, fehlt ihnen eine wesentliche Voraussetzung für Initiierung und Steuerung – zwei zentrale Führungsaufgaben.

Gelungene Führung setzt den Respekt der Geführten voraus. Das ist aber nur möglich, wenn eine Führungskraft den Umgang mit den eigenen Emotionen gelernt hat, sich selbst realistisch einschätzt und erkennt, welche Werte und Motive das persönliche Handeln leiten. Folgt man den Ausführungen des Unternehmers und Autors Niels Pfläging, kann an Organisation, Führung und Veränderung nur wirksam gearbeitet werden, wenn zuerst vereinbart wurde, auf Grundlage welchen Menschenbildes agiert wird. Dabei zählt nicht, wie die Führungskraft ihren eigenen Führungsstil einschätzt, sondern wie die Mitarbeiter das Verhalten in den Aussagen und Handlungen wahrnehmen.

Auch wenn es sich bei den folgenden Impulsen um scheinbar geringfügige Interventionen handelt, so wird von ihnen – im Sinne transformationaler Führung – eine unmittelbare Wirkung ausgehen:

- Die Fähigkeit, mit den Mitarbeitern zu reflektieren, ist eine entscheidende Voraussetzung für das Entstehen eines konstruktiven Gruppendrucks, des Gefühls, verantwortlich zu sein, und für Verbindlichkeit. Reflexion bedeutet nicht, über die Frage „Machen wir es richtig?", sondern über die Frage „Machen wir das Richtige?" gemeinsam nachzudenken.
- Fehlende Kommunikation wird von den Mitarbeitern als mangelnde Wertschätzung, Ignoranz oder Gleichgültigkeit

erlebt. Widerstand, Frustration und geringe Identifikation sind die Folge. Das Bedürfnis, als Mensch wahrgenommen zu werden, und der Wunsch, sich mit dem Unternehmen zu identifizieren, können durch die Führungskraft nur auf der Basis laufender persönlicher Kommunikation abgedeckt werden.

Führungskräfte brauchen heute weniger Charisma, sondern vielmehr Lösungskompetenz, die von den Mitarbeitern als „Mehrwert von Führung" nachgefragt wird. Für den Organisationspsychologen Peter Kruse zählt nicht mehr Gestaltungsmacht, die über hierarchische Strukturen zugewiesen wird, sondern es geht um Gestaltungsmacht, die über Mitarbeiterresonanz verliehen wird.

2 Multi-Management

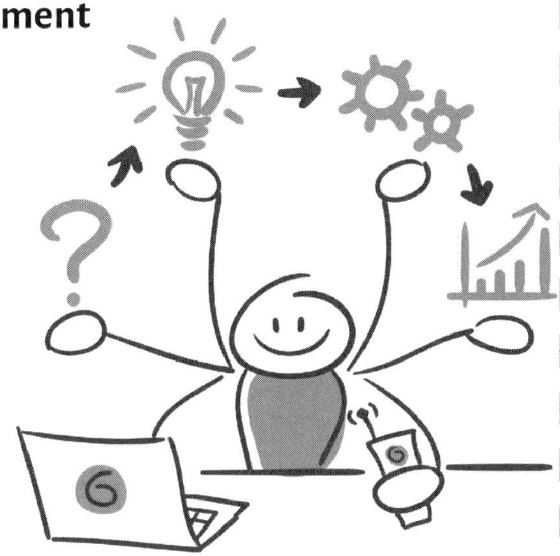

Was mit Management gemeint ist, weiß offenbar jeder, und irgendwie scheinen nahezu alle Menschen Manager zu sein. Doch was sagt uns dieser Begriff überhaupt? Wie kann man ihn abgrenzen? Wie und wo kommt Management im Sozial- und Gesundheitsbereich zum Einsatz? Was bringt es und wie gehe ich damit um? Oft wird das Wort Management lediglich verwendet, weil es „gut klingt" und Tätigkeiten scheinbar mehr „Wichtigkeit" verleiht. In diesem Kapitel sollen ein paar inhaltliche Schwerpunkte gesetzt werden: Wichtige Begriffe sollen verständlich erklärt und differenziert werden, für einige Aspekte wird besondere Sensibilität geschaffen. Im Vordergrund steht aber die Leichtigkeit dessen, was hinter dem oft falsch verwendeten Begriff „Management" steht.

2.1 „Einfach Management" oder: Management – einfach gemacht

Klarheit ist ein wichtiger Weg zur Einfachheit, jenseits von Komplexität, Bürokratie und Mittelmäßigkeit. Mit „einfachem Management" können alle Wege bezeichnet werden, die mit simplen Mitteln zur Erreichung des Wesentlichen führen. Diese Art, Dinge zu „entkomplizieren", erfordert ein neues Denken, eine simplere Organisation, eine neue Kultur und mitunter auch ein erneuertes Führungssystem. Kurzfristige Veränderungen geben uns oft die Illusion von Leichtigkeit, doch wirkliche Einfachheit ist nicht immer leicht herbeizuführen. (1)

2.2 Definition von Führung und Management

Die Begriffe „Führung" und „Management" werden in der einschlägigen Fachliteratur unterschiedlich abgegrenzt: Häufig werden sie gleichbedeutend verwendet, manchmal finden sich Führung und Management auch funktional gleichgestellt. Sehr oft wird Management aber als grober Sammelbegriff für sämtliche Führungsaufgaben verwendet, während Führung im engeren Sinne als Mitarbeiterführung verstanden wird. Führung hat von allen Aufgaben sicherlich den größten Einfluss auf die Qualität des Managements. (2) (3)

2.3 Managementmodelle und -konzepte

Es gibt verschiedene Modelle beziehungsweise Konzepte, die den Versuch unternehmen, auf der Ebene der Gesamtsteuerung eines Unternehmens auf relevante Führungsaspekte einzuwirken. Zum Beispiel können solche Modelle darauf abzielen, Mitarbeiter zu beeinflussen, unternehmerische Ziele zu erreichen oder die gesamte Unternehmensausrichtung zu steuern. Wählt man verschiedene Managementmodelle in Bezug auf zu erbringende Leistungen aus, sollten diese sinnvoll aufeinander abgestimmt werden. Beispiele dafür sind etwa das St. Gallner Management-Modell, Total Quality Management oder Lean Management. (3)

2.4 Normatives Management

Wie der Name schon sagt, geht es bei diesem Modell vor allem um die Normen, die in einem Unternehmen gelten: Normatives Management konzentriert sich auf die Prinzipien und Spielregeln, die Voraussetzungen für Entwicklungsmöglichkeiten eines Unternehmens sind. Zentraler Ausgangspunkt dafür ist die Vision des Unternehmens beziehungsweise der Organisation. Das normative Management wird zumeist in drei Teilbereichen wirksam. Diese sind die *Unternehmenspolitik*, deren Hintergrund die strategische Ausrichtung ist, die sogenannte *Unternehmensverfassung*, die gesetzliche Aspekte und organisatorische Ausrichtungen beschreibt, und schließlich die *Unternehmenskultur*, die von den ersten beiden Gestaltungsaspekten getragen wird. (3)

2.5 Managementtechniken

Diese Techniken spiegeln Unternehmensgrundsätze wider, die einen speziellen Fokus auf die Führung und ihre Auswirkungen legen, wie etwa Zielarbeit oder Delegation. Es gibt eine Vielzahl von ausführlich beschriebenen Managementtechniken, die sich auch in der Praxis stark verbreitet haben, wie etwa die folgenden:

- *Management by Objectives*
  (= Führung durch Zielvorgabe und Zielvereinbarung)
- *Management by Exceptions*
  (= Führung durch Abweichungskontrolle und Eingriffe im Ausnahmefall)
- *Management by Delegations*
  (= Führung durch Delegation von Aufgaben und Verantwortung)
- *Management by Systems*
  (= Führung durch umfassende Systemsteuerung)

Diese Techniken orientieren sich jeweils an den zu erbringenden Leistungen sowie an den vorliegenden Systemen und Anwendern. Normatives Einwirken ist dabei ebenso gefragt wie situative Flexibilität. (3)

Strategisches Management

Strategisches Management beschäftigt sich mit der Entwicklung, Planung und Umsetzung von unternehmerischen Zielen und Ausrichtungen. Kein anderes Thema beschäftigt Manager mehr als dieses. Mittels strategischem Management wird versucht, vorliegende Erfolgspotenziale hinsichtlich konkreter Ziele optimal zu nutzen, beispielsweise durch ein strategisches Programm, Organisationsstrukturen und passende Managementsysteme. (3) (4) (5)

Operatives Management

Operatives Management wird oft auch als „Umsetzungsmanagement" bezeichnet. Normatives und strategisches Management werden durch das operative Management mit den ausführenden Mitarbeitern umgesetzt. Im Mittelpunkt stehen hier oft ökonomische sowie finanzielle Aspekte. Gerade in Sozial- und Gesundheitsbetrieben spielt neben den jeweiligen sozialen und gesundheitlichen Aufträgen die wirtschaftliche Effizienz eine große Rolle. Um diese Balance herzustellen, ist die Kommunikation zwischen strategischem und operativem Management einer der wichtigsten Parameter. (3)

Lean Management

Das Konzept Lean Management kommt ursprünglich aus dem Industriebereich und verfolgt das Ziel einer schlanken Unternehmensausrichtung, die insgesamt eine möglichst hochwertige Leistung (Wertschöpfung) ermöglicht. Dieses komplexe System stellt die Mitarbeiter in den Mittelpunkt, um konsequente Wertschöpfung zu gewährleisten und Tätigkeiten, die nicht unmittelbar dazu beitragen, konsequent zu vermeiden. Man geht dabei von stets gleichbleibenden Arbeitsbedingungen aus. Aufgrund der finanziellen Knappheit im Sozial- und Gesundheitsbereich spielt es auch dort eine immer größere Rolle. (3)

Total Quality Management

Heutzutage müssen Unternehmen im Sozial- und Gesundheitssektor auch im Bereich Qualitätsmanagement wettbewerbsfähig sein. In einigen Gesetzen wird Qualitätsmanagement bereits explizit verlangt und für die öffentliche Leistungsfinanzierung vorausgesetzt. Qualitätssicherung dient aber auch als vorbeugende Sicherheitsmaßnahme und Controlling-Instrument. Qualitätsmanagement-Systeme, die bereits auf einzelne Tätigkeitsbereiche im Sozial- und Gesundheitswesen abgestimmt sind, gibt es in großer Zahl. (3)

2.6 Management im Sozial- und Gesundheitswesen

Das Management in sozialen Organisationen ist nicht selten von den grundlegenden Werthaltungen und Visionen eines bestimmten Unternehmens beeinflusst. Diese sind gewissermaßen die Ausgangspositionen für das jeweilige Führungsverhalten und treten in Wechselwirkung mit den individuellen Haltungen der Führungskräfte. Als typisch für die Führung im Sozial- und Gesundheitsbereich kann gelten, dass die dortige Arbeit auf Ziele ausgerichtet ist, die nicht auf den wirtschaftlichen Gewinn abzielen, sondern auf einen bestimmten (materiell nicht messbaren) „Sinn“. Dieser sinnstiftende Aspekt kann auch für die Mitarbeiter eine wichtige Rolle spielen, denn die gelebte Kultur und ethische Grundhaltung des Unternehmens hat nicht zuletzt Einfluss auf Führung und Zielarbeit. Neben diesen ganz grundsätzlich geltenden Aspekten ist auch der individuelle Einfluss der einzelnen Führungspersönlichkeiten nicht zu unterschätzen! (6)

2.7 Managementaufbau

Als Managementaufbau bezeichnet man die Führungsstruktur eines Unternehmens. Zumeist ist diese gegliedert in *oberes*, *mittleres* und *unteres* Management. Diesem Aufbau folgen ganz besonders hierarchische Führungssysteme, aber auch kollegiale Systeme können im Detail so gegliedert sein:

Oberes Management

Das obere Management trägt die Gesamtverantwortung für eine Organisation. Ihm obliegen Planung, Organisation und Kontrolle. Stabstellen werden ihm gegebenenfalls unterstützend zur Seite gestellt.

Mittleres Management

Das mittlere Management ist für die Umsetzung von Vorgaben und die Personalführung zuständig. Eine besondere Herausforderung ist seine vermittelnde Funktion zwischen oberem und unterem Management.

Unteres Management

Das untere Management ist geprägt durch die vielfältigen Kontakte zu den ausführenden Mitarbeitern. Seine Aufgaben sind ähnlich wie jene des mittleren Managements, jedoch in stark abgegrenzten Bereichen und mit mehr Leitungs- als Führungsaufgaben. (7)

Kollegiales Management

Als kollegiales Management bezeichnet man zumeist ein Führungsteam, das auf Augenhöhe agiert. Es wird auch als duales Management bezeichnet und findet sich zumeist in Krankenanstalten.

Hierarchisches Management

Dieses klassische Führungssystem folgt einer klaren Struktur ohne Mehrfachführung und wird zumeist von einer einzigen Führungskraft angeführt. Als kollegiale Ergänzung findet manchmal das Vier-Augen-Prinzip Verwendung.

2.8 Management in Non-Profit-Organisationen

Selbstverständlich werden auch in Non-Profit-Organisationen (NPOs) Ziele verfolgt und dazu Pläne erstellt. Zumeist sind NPOs Dienstleistungsorganisationen im Sozialbereich, deren primäre Aufgabe es ist, bedürftigen Menschen zu helfen. Das Management muss daher personenbezogene, sachbezogene und institutionelle Zielaspekte verfolgen. Heutzutage spielt Wirtschaftlichkeit auch für das NPO-Management eine immer größere Rolle, sodass es auch in diesem Bereich ohne Managementwissen und Managementtechniken keine Zukunft mehr gibt. Eine Besonderheit ist, dass dabei allgemeine betriebswirtschaftliche Grundsätze den speziellen Notwendigkeiten von Sozialbetrieben angepasst werden müssen. NPO-Management ist zunehmend mit Zeitdruck, knapperen Mitteln und Personalmangel konfrontiert. (8)

Innovationsmanagement

Soziale Organisationen sind einem besonderen Innovationsdruck ausgesetzt, um mit den sozialen Bedürfnissen der sich ebenfalls wandelnden Gesellschaft Schritt halten zu können. Veränderungen des Leistungsspektrums sollten deswegen einem gezielten Management unterliegen, um durch die regelmäßige Analyse der sozialen Bedingungen, innerhalb derer Organisationen arbeiten, jene Bedürfnisse zu kennen, die es zu erfüllen gilt. (8)

Veränderungsmanagement

Einen sehr ähnlichen Fokus hat das Veränderungsmanagement: Notwendige Anpassungen in Sozial- und Gesundheitsorganisationen finden in immer kürzeren Abständen statt, und diese beschleunigten Veränderungszyklen gilt es gezielt zu steuern. In diesem Punkt gibt es kaum noch Unterschiede zu gewinnorientierten Unternehmen. (8)

Wissensmanagement

Wissensmanagement und die damit verbundenen Lernprozesse spielen auch in sozialen Organisationen eine immer größere Rolle. Hier geht es einerseits darum, den Mitarbeitern aktuelles Wissen zur Verfügung zu stellen, andererseits gilt es aber auch, den erreichten Wissensstand der Mitarbeiter zu sichern. Professionelles Wissensmanagement ist auf gut funktionierende Systeme innerhalb eines Unternehmens angewiesen. (8)

2.9 Management ohne Führung

Management ohne Führung – geht das überhaupt? Ja, es ist möglich, denn Führungskräfte sind stets angehalten, in Bezug auf ihre Mitarbeiter flexibel zu bleiben und im Zusammenhang damit ihren Führungsstil an unterschiedliche Aufgaben anzupassen. Je nach Situation kann also das Management auch ohne direkte Führung stattfinden: durch Beobachten, Beraten, Begleiten, Unterstützen und Intervenieren. Es lohnt sich, verschiedene Führungssituationen genau zu analysieren – überraschend oft funktioniert Führung auch ohne unmittelbare Intervention.

2.10 Freiwilligenmanagement

In Sozial- und Gesundheitsbetrieben engagieren sich auch immer mehr Menschen als freiwillige Mitarbeiter und leisten damit einen gesellschaftspolitisch relevanten Beitrag zum Gemeinwohl. Auch diese Tätigkeiten müssen gemanagt werden. Freiwilliges Handeln im Dienste des guten Zwecks spielt für viele Sozialbetriebe auch institutionengeschichtlich eine wichtige Rolle, denn viele Einrichtungen gehen auf freiwilliges Engagement zurück. Das sogenannte Freiwilligenmanagement muss daher einerseits besonders auf die Bedürfnisse und Anforderungen jener Menschen eingehen, die unentgeltlich arbeiten, andererseits gilt es aber auch, diese Arbeitsleistungen in einen möglichst sinnvollen Zusammenhang mit den Tätigkeiten der hauptberuflichen Mitarbeiter zu stellen und Synergien zu schaffen. Besonders an den Schnittstellen zwischen Hauptberuflichen und Freiwilligen ist ausreichend bedarfsgerechte beziehungsweise bedürfnisorientierte Betreuung und Aufklärung gefragt, um zwischen den unterschiedlichen Interessen zu vermitteln. Vor allem ist es wichtig, alle Beteiligten auf ein zentrales Ziel beziehungsweise eine gemeinsame Vision einzustimmen. (8)

2.11 Unternehmenskultur-Management

Werte, Überzeugungen und Symbole, die für eine Organisation spezifisch sind, prägen im Laufe der Zeit die Unternehmenskultur – darunter versteht man eine Art von „kultureller Verfassung" hinsichtlich der Zusammenarbeit, die innerhalb einer Organisation allmählich zu einem System erwächst. Die Unternehmenskultur zeigt, wie eine Organisation funktioniert und welche Wertvorstellungen dabei im Vordergrund stehen. (9) (10) Dabei unterscheidet man sechs verschiedene Ebenen:

Implizite Kultur

In Bezug auf geteilte Überzeugungen innerhalb eines Unternehmens entwickelt sich mit der Zeit ein gewisses Selbstverständnis. Diese Überzeugungen haben den Charakter einer gemeinsamen Grundannahme und beeinflussen das alltägliche Handeln, ohne bewusst reflektiert zu werden.

Kollektive Kultur

Gemeinsame Werte und Orientierungen machen in ihrer Gesamtheit die kollektive Kultur eines Unternehmens aus. Diese prägt das betriebliche Handeln und geht von einer gegenseitig angenommenen Einheitlichkeit aus.

Konzeptionelle Kultur

Diese Ebene bezieht sich auf den Sinn und die Orientierung in komplexen Organisationen. Handlungen sind dabei so vorstrukturiert, dass Reaktionen darauf wie „Programme" funktionieren. Dabei stellt sich allmählich ein kulturelles Grundverständnis ein, das als gemeinsame Basis wirksam ist.

Emotionale Kultur

Auch Gefühle, die als Ausgangspunkt für Handlungen fungieren, bilden insgesamt eine Art von Kultur. Die Persönlichkeiten der Ausführenden wirken sich dabei ganzheitlich aus – ein Prozess, der nicht strukturiert und analytisch abläuft.

Historische Kultur

Die Unternehmenskultur ist aus einem historischen Lernprozess entstanden. Man bearbeitet bestimmte Handlungen auf der Basis von altbewährten Konzepten, die fallweise ergänzt werden, was anhand von bestimmten Orientierungsmustern erklärt werden kann.

Interaktive Kultur

Hierbei spielt der Sozialisierungsprozess innerhalb eines Unternehmens eine wichtige Rolle: Bestimmte soziale Praktiken formieren sich in der Art einer kulturellen Tradition.

2.12 Wertemanagement

Soziale Einrichtungen sind oft eingebunden in große Trägerorganisationen. Je nachdem, welche Werte diesen Trägern zugrunde liegen (politisch, konfessionell etc.), nehmen sie auch Einfluss auf den Arbeitsalltag in den verschiedenen Organisationen ihres Einflussbereiches. Wertemanagement dient dazu, die Identifikation der Mitarbeiter mit grundlegenden Werten zu fördern, wozu auf verschiedensten Ebenen angesetzt wird.

2.13 Management in sozialen Systemen

Soziale Systeme sind von außen nicht steuerbar. Es braucht daher eine klare Innenwirkung: Die Strategie und die damit verbundene Steuerung müssen so angelegt werden, dass das gesetzte Ziel zuverlässig erreicht wird. Dies gelingt mithilfe von passenden Interventionen. Die Interventionslogik muss sich nicht zwingend mit einer Prozesslogik decken, doch je näher Intervention und Prozesse zusammenliegen, desto besser können die Ergebnisse sein. Nicht selten unterliegen soziale Systeme einer gewissen Selbststeuerung, die das Management mittels Lenkung und Betreuung bewusst nutzen kann, was allerdings eine lückenlose Beobachtung erfordert. Besonders wichtig ist es, die Selbststeuerung von Systemen und das darin verborgene Potenzial gezielt zu fördern, was wie selbstverständlich die Kapazität des jeweiligen Systems steigert. (11)

Informationen in sozialen Systemen

Die Übermittlung und Verarbeitung von Informationen ist sicherlich eine besonders wichtige Funktion in sozialen Systemen. Die Informationsverarbeitung zu fördern bedeutet, in sozialen Systemen Reflexionsmöglichkeiten zu schaffen. Dadurch erhöhen sich auch die Lernfähigkeit der Mitarbeiter und der Wirkungsgrad von Innovationen.

Kultur in sozialen Systemen

Nicht nur die Unternehmenskultur im engeren Sinne, sondern auch allgemeine gesellschaftlich-kulturelle Muster wirken stark auf soziale Systeme ein, was dazu führt, dass kulturelle Sinnstiftungsprozesse durchaus mit Widersprüchen und Konflikten verbunden sind, denen sich das Management stellen muss. Auch hierbei ist Klarheit das beste Mittel, um Orientierung zu geben: Es muss klar gesagt werden, was gewünscht ist und welches Ziel verfolgt wird.

Umwelt in sozialen Systemen

Nicht zuletzt sollte das Management auch die Umwelt von sozialen Systemen beachten, denn unternehmensinterne Wertbeschreibungen werden teilweise durch Selbst- und Fremdbeschreibungen ersetzt, sodass sich Sinn und Werte, die für das System relevant sind, bis zu einem gewissen Grad auch aus der Umweltkonstruktion ableiten lassen.

2.14 Diversity Management

Diversity Management – auch „Vielfaltsmanagement" genannt – ist eine Strategie, mit der personelle Vielfalt wahrgenommen, wertgeschätzt, gefördert und für die Ziele von Organisationen genutzt wird. Das betrifft nicht nur die Mitarbeiter, sondern auch die Kunden.

Ziel ist es, eine Kultur zu schaffen, in der sich alle Menschen entwickeln und entfalten können. Diversity Management steigert die Leistung, die Motivation sowie die Sozialkompetenz des Personals und bringt der Organisation gewisse Wettbewerbsvorteile sowie mehr Erfolg. Es ist zumeist Teil des Personalwesens, das auf diese Art die soziale Vielfalt der Mitarbeiter auch nutzen kann, um die gegenseitige Wertschätzung zu fördern. Die wichtigsten Ziele von Diversity Management sind eine produktive Gesamtatmosphäre, die Verhinderung sozialer Diskriminierung von Minderheiten und eine möglichst durchgängige Chancengleichheit für alle Mitarbeiter. (12) (13) (14)

Was kann ich als Führungskraft tun?

- → Diversity-Kompetenz fördern
- → Soziale Identität reflektieren
- → Konflikte kompetent begleiten
- → Gruppenprozesse unterstützen
- → Implementierungswege einleiten
- → Mentoringprogramme entwickeln
- → Best-Practice-Beispiele kommunizieren

Tipps und Empfehlungen

- → Verschaffen Sie sich einen Überblick über das Thema Management. Wenn notwendig, vertiefen Sie Ihr Wissen zu einzelnen Themen durch weitere Recherchen.
- → Bedenken Sie: Klarheit ist der beste Weg zur Einfachheit.
- → Verinnerlichen Sie verschiedene Managementmodelle und -konzepte und finden Sie dabei Ihren eigenen Weg.
- → Informieren Sie sich zu Beginn Ihrer Tätigkeit über die Werthaltung Ihres Arbeitgebers.
- → Klären Sie schon zu Beginn, welches Managementsystem angewandt wird, und bereiten Sie sich darauf vor.
- → Bedenken Sie, dass Sie auch Ehrenamtsmanagement betreiben müssen.
- → Analysieren Sie gleich zu Beginn das Unternehmenskultur-Management und stellen Sie sich darauf ein.
- → Nutzen Sie die positive Wirkung von Diversity Management.

2.15 Erfahrungsberichte

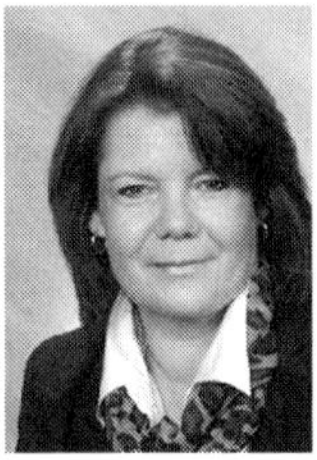

Elisabeth Grna: Management in der Pflege

Es ist nicht leicht, plötzlich von der Kollegin zur Vorgesetzten zu werden. In so einem Fall ist es hilfreich, eine Managementausbildung absolviert zu haben. Das erscheint logisch, ist aber in der gelebten Praxis der Pflegelandschaft nicht selbstverständlich. Management bedeutet, die Dinge zu lenken. Um das so optimal wie möglich bewerkstelligen zu können, muss man genau hinsehen, kritisch hinterfragen, zuhören und hinhören – und das alles mit dem nötigen Fachwissen kombinieren. Nur wenn man alle notwendigen Informationen hat, kann man im Sinne des Unternehmens, aber auch im Interesse der internen und externen Kunden gute Entscheidungen treffen. Um bei diesen Entscheidungen Nachhaltigkeit so gut wie möglich gewähren zu können, sollte man – wenn möglich – Entscheidungen nicht alleine am Schreibtisch treffen, sondern zumindest die nächste Führungsebene miteinbeziehen. Bei einer großen Akzeptanz der getroffenen Entscheidung kann man davon ausgehen, dass diese auch von so gut wie allen Mitarbeitern gemeinsam getragen wird. Die mittlere Führungsebene hat in einem Krankenhaus oder Pflegeheim den meisten Kontakt zu den Kunden (Patienten, Bewohnern, Angehörigen) und ist daher ein besonders wichtiger, unverzichtbarer Multiplikator. Bei einem allzu hierarchischen Führungsstil – im Sinne eines Nicht-Einbeziehens – kann von dieser Position sehr viel Unruhe ausgehen. Sollte es sich um Entscheidungen handeln, bei denen es mehrere Möglichkeiten gibt, dann ist es auch durchaus sinnvoll, eine Mitarbeiterbefragung durchzuführen. Menschen, die das Gefühl haben, sie können auch mitentscheiden, sind zufriedenere Mitarbeiter. Diese Zufriedenheit ist in besserer Leistung und dadurch höherer Qualität für Kunden sichtbar.

Die interne Kommunikation sollte für alle im Unternehmen tätigen Menschen eindeutig geregelt sein. Ein Organigramm und ein darauf aufgebauter Kommunikationsplan sind hier sehr hilfreich. Diese beiden Dokumente müssen allen Mitarbeitern zur

Kenntnis gebracht werden, und es ist darauf zu achten, dass sich alle daran halten.

In regelmäßigen Abständen sollte ein gemeinsam erarbeitetes Leitbild, das idealerweise von einer Vision abgeleitet wird, besprochen und, falls notwendig, angepasst werden. Dieses Leitbild und auch die Ziele des Unternehmens sollten allen Mitarbeitern bekannt sein und von allen sichtbar gelebt werden. Hier sind alle Hierarchieebenen gefragt, denn das Leitbild muss top-down gelebt werden und die oberste Führung muss als Vorbild für alle Mitarbeiter gelten.

„Wir sitzen alle in einem Boot und müssen in dieselbe Richtung rudern, der Steuermann gibt diese Richtung vor."

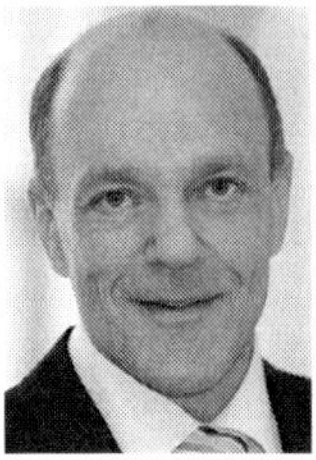

Gerd Hartinger: Hilfreiche Tipps für angehende Führungskräfte

Aus meiner Sicht ist es für angehende Führungskräfte im Gesundheits- und Sozialbereich sehr hilfreich, wenn man einen Job erhält, in dem man von Beginn an die Möglichkeit hat, einen breiten Überblick zu bekommen.

So war es bei meinem Beginn in einem großen Industrie-Konzern sehr förderlich, dass ich die ersten drei Monate an einem *Job-Rotation-Programm* teilnehmen durfte, das sehr gut organisiert war. In den folgenden Jahren konnte ich viel effizienter arbeiten, da ich bereits als Trainee die bestehenden Strukturen und Personen kennenlernen konnte.

Eine große Hilfe für zukünftige Führungskräfte ist natürlich Know-how in Management sowie eine dementsprechend gute Ausbildung als Basis für ein sicheres Auftreten und ein qualifiziertes Vorgehen. Dazu gehören meines Erachtens nicht nur *Managementmodelle,* sondern auch viele *Tools und Instrumente,* die dazu dienen, „bei schwierigen Fragestellungen" durch ein methodisches Vorgehen zu einem nachvollziehbaren, transparenten und logischen Lösungsweg zu kommen – faktisch eine ingenieurartige Genauigkeit als Grundstruktur verinnerlicht zu haben. Dazu bedarf es guten Fertigkeiten im Rechnen, vor allem ist es aber auch wichtig, eine entsprechende Methoden-Vielfalt zu kennen, um diese zum richtigen Zeitpunkt anwenden zu können (zum Beispiel: Nutzwertanalysen bei heuristischen Fragestellungen, Ishikawa-Modell bei Notfällen und im Riskmanagement, Prozesskosten- und Deckungsbeitragsrechnungen bei Entscheidungen nach der BCG-Matrix).

Es ist also wichtig, *fachliche Kompetenz,* die man für eine neue Führungsposition mitbringen sollte, und persönliche *empathische Kompetenz,* welche für die Qualität der Führung von Bedeutung ist, zu vereinen. Darüber hinaus ist es von hoher Relevanz, über die hilfreiche, aber häufig unterschätzte *Methodenkompetenz* zu verfügen. Letztere ist sozusagen „das kleine Einmaleins" künftiger Führungskräfte: Sie gibt ihnen die Sicherheit, unterschiedlichste Führungs-Themenstellungen zu realisieren. Beispielsweise lassen sich mit einfachen Management-Methoden Zytostatika-Versorgungen optimieren, auch wenn man kein Arzt oder Pharmazeut ist. Durch Methodenkompetenz lassen sich Managemententscheidungen begründen, nachvollziehen sowie evaluieren und führen so zu Innovationen und Kosteneinsparungen im Gesundheits- und Sozialwesen.

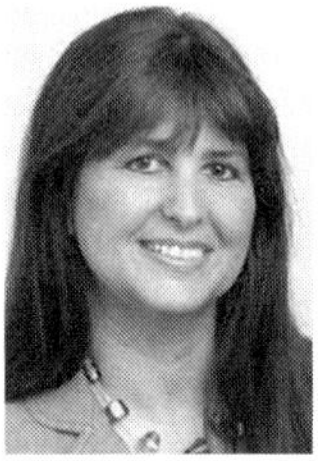

Evi Pohl-Iser: Führung innerhalb des Dimensionenrades

Viele unterschiedliche Dimensionen beeinflussen unser Leben und auch unsere Arbeit. Mit dem Dimensionenrad versuchen wir zu klären, welche der Dimensionen unser eigenes Arbeitsfeld betreffen, welche für uns Herausforderungen und Chancen darstellen, aber auch, welche problematisch für uns sind.

Bei 350 Mitarbeiterinnen und Mitarbeitern im Außendienst, die täglich Klientinnen und Klienten in ihrem Zuhause betreuen und pflegen, macht die Vielfalt, die sich aus den angeborenen oder gelebten Unterschieden der Menschen ergibt, den Alltag besonders spannend. Die Arbeit von Menschen mit Menschen erfordert besonders viel Intuition, Sensibilität und Toleranz. Auch die Anforderungen seitens der Kundinnen und Kunden sind sehr unterschiedlich und von vielen Meinungen und Ansichten geprägt. Die verschiedenen Biografien bringen zahlreiche persönliche Empfindlichkeiten und Bedürfnisse hervor.

Schon beim Geschlechterunterschied begegnen wir dem klassischen Rollenbild der „weiblichen" Haushaltsführung und der „männlichen" medizinischen Pflege. Es ist in der Betreuungsplanung aus logistischen Gründen nicht immer möglich, diese vielfach gewünschten Rollenbilder passend zu kombinieren. So mancher Kunde lässt sich nur schwer davon überzeugen, dass auch Männer einkaufen können!

Unsere Mitarbeiterinnen und Mitarbeiter kommen aus vielen verschiedenen Ländern und verfügen teilweise über sehr gute berufliche Qualifikationen, wie etwa diplomierte Krankenschwestern. Dennoch können sie ihre Berufe hier oft nicht ausüben, weil sie nicht anerkannt werden. Die notwendigen Nostrifizierungsprüfungen sind schwierig, und auch die Sprache stellt eine Hürde dar. Wir geben diesen Kolleginnen und Kollegen von Beginn an die Möglichkeit, sich einzubringen und dadurch auch rasch Deutsch zu lernen – allerdings haben die älteren Kundinnen und Kunden nicht immer Verständnis dafür.

Die historischen Ereignisse des vorigen Jahrhunderts lassen viele Vorurteile und Klischees weiterleben. Aufgrund von äußeren Merkmalen wie Hautfarbe oder Kleidung werden Menschen klassifiziert, ohne ihnen eine zweite Chance zu geben. Hier sind Unternehmen wie NPOs gefordert, über Mentoring-Systeme und Begleitungen Verbesserungen bezüglich der Akzeptanz von Mitarbeiterinnen und Mitarbeitern zu erzielen. Fortbildungen und Interventionsgruppen sind wichtige Hilfsmittel dafür. Eine besonders spannende Methode für die Verarbeitung von Diskriminierungen im Arbeitsalltag sind Balintgruppen. Diese dienen dazu, erlebte Vorurteile nachzuspielen und ein Bewusstsein für ihr Zustandekommen zu schaffen. Im Team gelingt es uns oft sehr gut, diese Dinge aufzuarbeiten – bei den Klientinnen und Klienten allerdings nicht immer. Nicht jede/r bekommt eine Chance, ihre oder seine Fähigkeiten unter Beweis zustellen.

Sieht man die Altersstruktur in unserem Unternehmen an, fällt auf, dass in der Pflege viele Mitarbeiterinnen und Mitarbeiter nach dem 50. Lebensjahr ausscheiden, jene im Verwaltungsbereich aber bis zur Pension im Beruf tätig bleiben. Es ist uns ein wichtiges Anliegen, das erworbene Wissen im Unternehmen zu halten, und wir sind dankbar für die Loyalität unserer Mitarbeiterinnen und Mitarbeiter.

Das Zusammenführen neuer, junger Mitarbeiterinnen und Mitarbeiter mit den älteren Kolleginnen und Kollegen mithilfe eines MentoringSystems stiftet Zusammengehörigkeit und Identifikation im Team. Besonders im ersten Berufsjahr wird diese Form der Begleitung sehr geschätzt. Arbeitsabläufe, Unternehmenskultur und -struktur, aber auch Teamkolleginnen und -kollegen kennenzulernen, erleichtert diese Einstiegsphase.

Nicht immer sind jene Menschen, die mobile Betreuung und Pflege brauchen, offen für neue Ansprechpersonen. Die Begleitung der langjährigen, schon vertrauten Teamkollegin hilft dabei, die „inneren Türen" weiter aufzumachen. Durch die Zusammenarbeit mit dienstälteren Kolleginnen und Kollegen finden Berufsanfängerinnen und Berufsanfänger einen leichteren Einstieg in den Berufsalltag, und auch das Vertrauensverhältnis zwischen unserem Personal und den Klientinnen und Klienten kann sich so besser entwickeln.

In der Pflege begegnen uns alle Ebenen des Dimensionenrades – durch den menschlichen Zugang mit den Klientinnen und Klienten werden sie uns besonders deutlich gemacht. Die Aufgabe in der Organisationsstruktur ist es, zwischenmenschliche Barrieren überwindbar zu machen, Menschen zu stärken und zwischen ihnen zu vermitteln – und sei es nur, mittels Schulungen entkräftende Antworten auf abwertende Parolen zu finden.

3 Führung

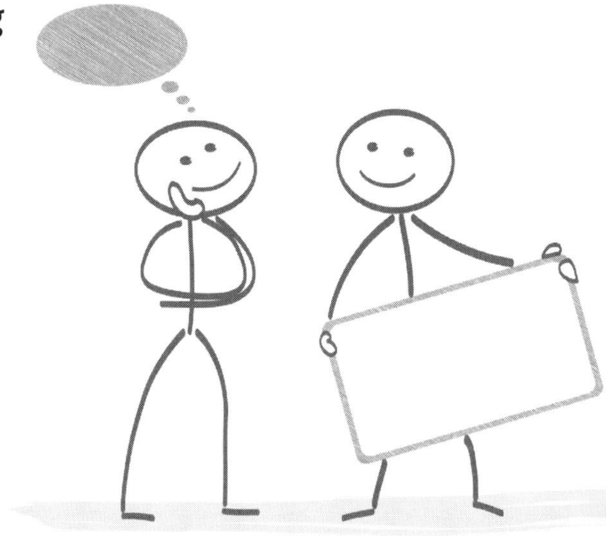

Nachdem nun schon einige wichtige Aspekte angesprochen wurden, geht es im Folgenden im engeren Sinne um das, worauf Sie sich einlassen werden: Führung. Dieser sehr oft zitierte Begriff wird sehr unterschiedlich aufgefasst, die Möglichkeiten seiner Auslegung sind schier grenzenlos. Als zukünftige oder frischgebackene Führungskraft sollten Sie sich ein gewisses Grundwissen dazu aneignen – man sieht Ihnen zwar nicht an der Nasenspitze an, wenn Sie die eine oder andere Wissenslücke haben, aber schon in den ersten Wochen werden Sie mit Situationen konfrontiert sein, in der Sie Farbe bekennen müssen. Mit theoretischem Wissen alleine ist es sicher nicht getan, aber es unterstützt Sie vor allem beim Einstieg in die professionelle Praxis.

Dieses Kapitel zeigt Ihnen einige wichtige Grundbegriffe der Führung im Überblick, beginnend mit Theorien und Modellen über Konzepte und Führungsstile bis hin zur lateralen Führung. Auch wenn dazu bereits sehr viel geschrieben wurde und man auch an dieser Stelle vieles sehr ausführlich darstellen könnte, bringt es wenig, Neueinsteiger mit einer Informationsflut zu konfrontieren – und es ist auch gar nicht notwendig. Vielmehr geht es darum, dass Sie sich ein Grundverständnis dieses Themas aneignen, dass bereits gehörte Begriffe wieder aufgegriffen werden und dass Sie hier – wenn nötig – rasch nachschlagen können, wenn Sie eine schnelle

Anregung brauchen. Wie genau Sie mit dem angebotenen Wissen umgehen, liegt bereits in Ihrer Verantwortung als Führungskraft.

3.1 Definition von Führung

Es gibt verschiedenste Arten, Führung zu definieren, und auch wenn dieser Begriff im Prinzip einfach zu verstehen ist, ergeben sich unterschiedliche Bedeutungen, wenn man jeweils verschiedene Aspekte besonders berücksichtigt. Im Wesentlichen ist Führung eine Funktion, deren Aufgabe eine Einflussnahme auf die Mitarbeiter ist – mit dem Ziel, einen bestimmten Auftrag zu erfüllen oder ein Ziel zu erreichen. Sie ist abhängig von der Perspektive und dem Grundverständnis der Führenden – aber auch der Geführten. Die Ausgangslage von Führung wird von einem Zielfokus und von bestimmten Rahmenbedingungen beziehungsweise Vorgaben bestimmt.

Je nach dem individuellen Wissen, den Fähigkeiten und Kompetenzen einer Führungskraft wird Führung oft unterschiedlich interpretiert. Führung kann man definieren als direkte und indirekte Verhaltensbeeinflussung zum Erreichen von Zielen, welche sich aus den übergeordneten Zielen einer Organisation oder eines Unternehmens ergeben. (3) (4)

3.2 Führung und Leitung

Die Sozialwissenschaften bezeichnen Führung als planende, koordinierende und kontrollierende Tätigkeit in Gruppen und Organisationen – dabei geht es vor allem darum, ein Team mit verschiedenen Mitteln dazu zu bringen, etwas Bestimmtes zu tun. Ein wichtiger Bereich der Führung ist also die sogenannte „Menschenführung". Ein anderer Schwerpunkt wird gelegt, wenn man den Begriff „Leitung" im Sinne von „Führung" verwendet, was mitunter vorkommt. „Leitung" allerdings bezieht sich streng genommen nur auf die administrativen Aufgaben, die eine Führungskraft ausübt.

3.3 Führungstheorien

Theorien sind komplex formulierte Systeme, in denen beschreibende, wissenschaftlich begründete Aussagen zu einem allgemeinen Prinzip zusammenfinden. Dem zugrunde liegen meist wissenschaftliche Studien beziehungsweise praktische Erfahrungen, die von Experten ausgewertet werden. Da Theorien Handlungen zu erklären versuchen, kann man mit ihrer Hilfe oft erwartbare Ergebnisse vorhersagen – das trifft auch auf Führungstheorien zu, von denen es nicht wenige gibt. Einige Beispiele dafür werde ich im Folgenden kurz vorstellen.

Ein wenig kniffliger wird es, wenn die Begriffe „Führungstheorie" und „Führungsstil" gleichbedeutend verwendet werden. Tatsächlich muss man Folgendes unterscheiden: Während Theorien jeweils bestimmte Führungssituationen erklären, beschreiben Stile verschiedene Führungsmethoden beziehungsweise grundlegende Haltungen einer Führungspersönlichkeit. In der Praxis spielt es aber meistens keine Rolle, welches „Etikett" das Werkzeug einer Führungskraft trägt: Viel wichtiger ist es, verschiedene Theorien und Stile kennenzulernen, um je nach Situation sinnvoll und angemessen handeln zu können und seinen eigenen Weg zu finden – die folgenden Abschnitte helfen Ihnen dabei. (5)

„Great Man"-Theorie

Diese Theorie geht davon aus, dass Menschen entweder als „Führer" oder als „Geführter" geboren werden. Besonders in der Vergangenheit ging man oft davon aus, dass Autorität etwas ist, das in der Persönlichkeit eines Menschen entweder angelegt ist – oder nicht. Diese Vorstellung ist gleichermaßen einfach wie problematisch: Auch wenn persönliche Eigenschaften oder soziale Kompetenzen die Eignung als Führungskraft (mit) ausmachen, sei infrage gestellt, inwiefern sie „angeboren" sind. Sollten Sie also den Eindruck haben, zur Führungskraft geboren zu sein, werden Sie sich dennoch weiterbilden und Erfahrungen sammeln müssen, um den vielfältigen Herausforderungen einer Führungsaufgabe langfristig gewachsen zu sein.

Eigenschaftstheorie

Auch die Autoren der Eigenschaftstheorie hatten gewisse Vorbehalte gegen die „Great Man"-Theorie. Sie wollten der Sache auf den Grund gehen und untersuchten Eigenschaften von erfolgreichen Führungskräften, um von „angeborenen" Qualitäten steuerbare Qualifikationen abzuleiten. Dabei zeigte sich, dass für erfolgreiche Führungsarbeit in erster Linie Wissen und Erfahrung ausschlaggebend sind. Bereits an dieser Stelle zu ergänzen ist der Hinweis, dass auch soziale Kompetenz wesentlich durch Erfahrung zustande kommt. (5)

Situationstheorie

Die Situationstheorie geht noch einen Schritt weiter und bezieht auch die Umstände, unter denen Führung stattfindet, mit ein: Situationen, Zeiträume und nicht zuletzt die Menschen, die es zu führen gilt und die unter verschiedensten Voraussetzungen Ziele erreichen müssen. Diese Theorie berücksichtigt etwas, was in diesem Buch bereits mehrfach angeklungen ist: Führung bedeutet Flexibilität. Was in einer Situation zielführend ist, kann bei anderer Gelegenheit völlig unpassend sein. Um dieses Gespür zu entwickeln, braucht es nicht zuletzt Erfahrung. (5)

Interaktionstheorie

Dieser Ansatz konzentriert sich besonders auf die Bedeutung der Interaktion zwischen Führenden und Geführten. Wesentlich dabei ist die Frage nach den Zielen: Welches Ziel verfolgt der Mitarbeiter? Was will die Führungskraft erreichen? Will jeder etwas anderes oder wollen beide dasselbe, nur auf verschiedenen Wegen? Das Verhalten des einen löst unweigerlich Reaktionen des anderen aus, und diese Wechselwirkungen der Ziele beider Interaktionspartner bestimmen ganz wesentlich die Führungssituation – und entscheiden damit auch über Erfolg oder Misserfolg. (5)

3.4 Führungskonzepte

Führungskräfte bedienen sich zumeist verschiedener Methoden, um Führung stattfinden zu lassen. Dazu ist nicht nur Wissen, sondern auch praktische Erfahrung nötig – allgemeingültige „Führungsrezepte" kann auch die Fachliteratur nicht anbieten, denn der zu führende Mensch ist und bleibt als Individuum einzigartig. Im Mittelpunkt steht stets das Ziel, das man erreichen will. Dementsprechend sind Führungskonzepte zielorientierte Handlungsweisen, die zusätzlich vom bevorzugten Stil, vorherrschenden Wertvorstellungen und den Erfahrungen einer Führungskraft mitbestimmt werden. Welches Konzept auch immer einer Führungssituation zugrunde liegt: Erfolgversprechend sind nur Handlungen, die den konkret vorliegenden Bedingungen Rechnung tragen.

3.5 Führungsmodelle

Viele Fachleute haben sich schon darüber Gedanken gemacht, wie man Führung möglichst effektiv gestalten kann. Auf diese Weise sind Führungsmodelle entstanden, die vielversprechend formuliert wurden: Die meisten von ihnen folgen der Vorstellung, dass sich der erwartete Erfolg einstellt, wenn Führungskräfte nach bestimmten Grundsätzen agieren. Sie regeln das Führungsverhalten, sollen den Führungserfolg garantieren und beinhalten auch verbindliche Aussagen darüber, wie Führung in der Praxis vollzogen wird. Führungsmodelle nehmen Führungskräfte in die Pflicht, geben ihnen aber auch Sicherheit, und auf jeden Fall ist es spannend, sich mit ihnen auseinanderzusetzen. Im Alltag zeigt sich jedoch sehr oft: Auch wenn noch so ausführliche Selbstverpflichtungen eingegangen werden – ausschlaggebend über Erfolg oder Misserfolg sind immer wieder die individuellen Fähigkeiten der Führungsperson. (5) (6) (7)

Harzburger Führungsmodell

Das Harzburger Führungsmodell beschreibt eine Art der Führung, die einen engen Bezug zu den Mitarbeitern vorsieht. Letztere sind keine Befehlsempfänger, sondern werden als unternehmerisch denkende und handelnde Persönlichkeiten begriffen. Das Delegieren von Verantwortung motiviert die Mitarbeiter, die durch die ihnen übertragenen Aufgaben und Verantwortungsbereiche zugleich gefördert werden. (6)

St. Gallener Führungsmodell

Das St. Gallener Führungsmodell fasst verschiedene mitarbeiterbezogene und unternehmerische Aspekte in einem flexiblen System zusammen. Führungsgrundsätze werden dabei so vereinbart, dass sie leicht praktisch umgesetzt werden können. Voraussetzung für die Anwendung dieses Modells ist, dass Aufgabenbereiche festgelegt sind, Vorgaben eingehalten und ergebnisorientierte Ziele in Aussicht gestellt werden. (6)

Sieben-S-Führungsmodell

Das Sieben-S-Führungsmodell entstand als Resultat der Untersuchungen zweier japanischer Großkonzerne, die Führung mithilfe von sieben „harten" und „weichen" S-Faktoren definierten (structure, strategy, systems, skills, staff, style und superordinate). Ziel war eine ganzheitliche Betrachtung, die auch Differenzierungen zulässt. Mitarbeiter werden in diesem Modell kontinuierlich weiterentwickelt und Führungskräfte sind gefordert, sich fortlaufend den vorhandenen Bedingungen anzupassen. Der Führungserfolg ist in diesem Modell abhängig von der Anpassungsfähigkeit der Führungspersonen. (6)

GRID-Modell

In diesem Modell ist der Führungskraft ein „Verhaltensgitter" vorgegeben, welches sich sowohl an den anfallenden Aufgaben und als auch an den ausführenden Mitarbeitern orientiert. In dieses Modell sind Erkenntnisse eingeflossen, die gezeigt haben, dass effiziente Führungsarbeit eher mitarbeiter- als aufgabenorientiert ist.

Das GRID-Modell geht von einem Ausgangspunkt aus, an dem sich eine schwache Führung weder auf die Aufgaben noch auf die Mitarbeiter konzentriert. Als Führungsschwäche gilt aber auch die ausschließliche Konzentration entweder nur auf die Aufgaben oder nur auf die Mitarbeiter: Ersteres führt zu einer geselligen, aber unproduktiven Atmosphäre, Letzteres zur Überforderung. Der Mittelweg würde die Fähigkeit zu Kompromissen und eine aktive Anpassung an die Gegebenheiten erfordern. Für Blake und Mouton bezieht sich eine starke Führung intensiv sowohl auf die Aufgabe als auch auf die Geführten. In einer problematischen Weise ausgelegt, könnte das GRID-Modell zur Interpretation verleiten, dass die Herstellung einer geselligen Atmosphäre eine parallel dazu vorliegende Ausbeutung kaschieren könnte. (1) (8) (9)

Hierzu finden Sie im Anhang ein Beispiel und eine Vorlage mit einer möglichen Typologie!

3.6 Führungsstile

Führungsstile beschreiben grundsätzliche Arten der Verhaltensbeeinflussung, die von einer Führungspersönlichkeit ausgehen. Welchen Stil eine Führungskraft lebt, hängt von verschiedenen Rahmenbedingungen ab, zum Beispiel von gesellschaftlichen Trends oder innerbetrieblichen Strukturen. Dabei tut sich ein Feld auf, in dem sich die Geführten zwischen totaler Kontrolle und grenzenloser Freiheit bewegen.

Führungsstile können als zentrales Gestaltungsmittel für Führungsbeziehungen beschrieben werden. Auf jeden Fall dienen die eingesetzten Instrumente der Erreichung von gesetzten Zielen, indem das Verhalten der Geführten so beeinflusst wird, dass sich daraus eine nachhaltige Wirkung ergibt. Die Persönlichkeit und die Werthaltungen der Führungskraft prägen sowohl ihren Führungsstil als auch die Art und Weise, wie dieser gelebt wird: Wie steht es um die „inneren Kräfte" des individuellen Wertesystems (Vertrauen, Zufriedenheit und Sicherheit)? Orientiert sich der Führende eher an den geführten Personen oder an den anstehenden Aufgaben? Das sind nur einige Aspekte, die in den verschiedenen Führungsstilen wirksam werden. (5) (8) (10) (11)

Die wichtigsten Führungsstile möchte ich Ihnen nun kurz vorstellen:

Autoritärer Führungsstil

Der Vorgesetzte trifft seine Entscheidungen alleine, von den Mitarbeitern wird Gehorsam erwartet. Die Meinung der Untergebenen ist nicht von Belang, und bei der Umsetzung der vorgegebenen Ziele gibt es keine Spielräume. Insbesondere in Situationen, in denen schnelle Entscheidungen und deren unverzügliche Umsetzung angezeigt sind, kann dieser Stil (zumindest vorübergehend) sinnvoll sein. (1)

Patriarchalischer Führungsstil

Dieser Stil entspricht im Wesentlichen dem autoritären Führungsstil, wobei die Mitarbeiter darüber hinaus als „unmündige Kinder“ betrachtet werden. Dies führt zur Ausbildung von Abhängigkeitsbeziehungen. (1)

Informeller Führungsstil

Auch hierbei trifft der Vorgesetzte seine Entscheidungen für sich selbst, die Mitarbeiter werden lediglich darüber informiert, wobei versucht wird, für die (einseitig) getroffenen Entscheidungen Akzeptanz zu gewinnen. (1)

Kooperativer Führungsstil

Dieser Stil zeichnet sich dadurch aus, dass der Vorgesetzte die Mitarbeiter bei Entscheidungen miteinzubeziehen versucht. So wird erreicht, dass sich die Mitarbeiter mit den formulierten Zielen stark identifizieren. Vorausgesetzt werden allerdings große Selbstständigkeit und hohes Verantwortungsbewusstsein der Geführten. (1)

Delegativer Führungsstil

Hierbei überlässt die Führungskraft die Entscheidungsfindung ihren Mitarbeitern, der Vorgesetzte zeigt lediglich Probleme, Spielräume und Grenzen auf. Dieser Stil wird auch als „kooperativ-delegativ“ bezeichnet. (1)

Teilautonomer Führungsstil

Der teilautonome Stil setzt voraus, dass die Mitarbeiter in der Lage sind, selbstständig Entscheidungen zu treffen und ihre Arbeit auch selbst zu kontrollieren. Die Führungsaufgabe wird auf eine koordinierende Funktion reduziert. (1) (11)

Charismatischer Führungsstil

Dieser Führungsstil basiert auf der Ausstrahlung und dem Charisma des Führenden. Die Führungskraft ist eine nicht umgehbare Leitfigur, sie übt Macht aus und hat eine starke Vorbildwirkung. Ist das Charisma des Führenden positiv, kann dies die Geführten in schwierigen Zeiten anspornen, aber auch hier ist die Beziehung zwischen Führenden und Geführten oft sehr einseitig. (12)

Bürokratischer Führungsstil

Dieser Führungsstil ist personenunabhängig: Vorschriften, Gesetze, strukturelle sowie bürokratische Strukturen regeln den beruflichen Alltag. Die Mitarbeiter können gar nicht der Willkür einer einzelnen Person ausgeliefert sein, denn die Macht liegt in den Strukturen. Die Führungskraft als solche ist deswegen jederzeit austauschbar. Notwendige Veränderungen oder schnelles, flexibles Reagieren in Krisenzeiten sind durch die meist starren Regelungen so gut wie unmöglich. (12)

Laissez-faire-Führungsstil

Hier verzichtet die Führungskraft weitgehend darauf, in die Arbeitsabläufe einzugreifen. Die Mitarbeiter sind keinen Regeln und Normen unterworfen, sie können eigenständig arbeiten und kontrollieren sich sozusagen selbst. Mit diesem Stil kann jeder Mitarbeiter sein Arbeitsumfeld nach seinen Vorlieben gestalten, was die Leistung des Einzelnen erheblich steigern oder senken könnte. (13)

3.7 Führungsziele

Unternehmen richten ihr Handeln in der Regel auf bestimmte Ziele aus, die exakt definiert sein müssen. Um sie zu erreichen, sind sowohl Fachkenntnisse als auch zielgerichtete Handlungen notwendig – das gilt natürlich vor allem für die Führungskräfte, denen Instrumente zur Verfügung stehen, um Ziele zu erreichen und ihren Mitarbeitern gleichzeitig Orientierung und Sicherheit zu geben. Zielplanungen, Zielvorgaben und Zielvereinbarungen zählen dabei zu den wichtigsten Maßnahmen. Sprachlich formulierte Ziele werden oft im Zuge von Handlungsanweisungen mitgeteilt. In der Regel geben sie für geplante Handlungen eine bestimmte Richtung vor. Das entsprechende Führungshandeln wird auch als „charakteristischer Kern“ bezeichnet. Sozial- beziehungsweise Gesundheitseinrichtungen verwirklichen sehr oft auch bestimmte Werthaltungen im Zuge ihrer Zielvorgaben, aber auch in einer bestimmten Art der Zielerreichung. Zu beachten ist, dass Ziele grundsätzlich erreichbar sein müssen! (14)

3.8 Führungswerte

Werte haben einen starken Einfluss auf das Denken und Handeln von Individuen und folglich auch auf Führungskräfte und Geführte. Für Sozial- und Gesundheitsberufe hat diese Tatsache sehr häufig besonders starke Auswirkungen, da viele in diesem Feld tätige Organisationen mitunter in einer sehr langen Tradition mit starken Werthaltungen stehen. Auch wenn Werte einem gewissen Wandel unterliegen, wirken sie sich auf die Qualität der Führung aus, wobei die diesbezüglichen persönlichen Haltungen von Führenden und Geführten mit den übergeordneten Werten einer Trägerorganisation in Wechselwirkung treten und durchaus interessante Kombinationen ergeben! (1)

3.9 Führungsethik

Führungsethik beschäftigt sich mit der Frage eines menschenwürdigen, fairen Umgangs zwischen Führungskräften und Geführten. Werthaltungen geben dabei eine Richtung vor, aber auch menschliche sowie soziale Faktoren, die mit Werten verbunden sind, spielen dabei eine große Rolle. Vereinbarte Rahmenbedingungen – in Arbeitsverträgen, Tätigkeitsprofilen oder Leitbildern – können hier für alle Beteiligten Orientierung und Sicherheit bieten. Wie mit solchen Vorgaben in der Praxis umgegangen wird, ist allerdings von den handelnden Individuen abhängig. Die Gestaltung von Beziehungen ist jedenfalls ein weites Untersuchungsfeld der Führungsethik, woraus sich ein großes Verantwortungsbereich der Führungskraft in Bezug auf ethische Führungsprinzipien und alle damit verbundenen Handlungen ableiten lässt. (1) (15)

3.10 Laterale Führung – Führen ohne Macht

Aufgrund der zunehmenden Komplexität der Aufgabenstellungen in Organisationen kommt es oft zu neuen Führungsrollen, die „lateral" – also nicht von oben nach unten – agieren. Dieser Zugang entspricht nicht dem, was wir im engeren Sinne unter Führung verstehen. Ohne Macht zu führen, erfordert eine grundlegend andere Herangehensweise: Auch wenn laterale Führungskräfte keine Möglichkeiten zur „Disziplinierung" haben, üben sie einen starken Einfluss innerhalb der Organisation beziehungsweise mithilfe ihrer Netzwerke aus. Laterale Führung findet zumeist bei organisationsübergreifenden Tätigkeiten oder bei Projekten statt. (16)

Laterale Integration

Die laterale Integration spielt in Matrixorganisationen eine wichtige Rolle: Große, hierarchisch geführte Organisationen schaffen mit übergeordneten Fachbereichen (Bildung, Qualitätsmanagement etc.) flexible und zielorientierte Führungseinheiten. In solchen Systemen findet man einander überlappende Einheiten, die sich sogenannter Integrationsdefizite in einzelnen Fachbereichen annehmen. In diesem Zusammenhang spricht man auch von der „Integration komplexer Leistungsprozesse". (17)

Laterale Grenzen

Laterale Führung benötigt klare Rahmenbedingungen. Sind diese nicht ausreichend oder gar nicht vorhanden, wird es schwierig. Besonders wichtig ist auch, dass bei lateraler Führung die nächsthöhere Führungsebene ihre Führungsaufgaben wahrnimmt! Wenn dieses Konzept lediglich dazu missbraucht wird, dass Führungskräfte jene Aufgaben, die sie selbst nicht bewältigt haben, an die laterale Führung delegieren, ist diese zum Scheitern verurteilt. Besonders wichtig ist dabei auch eine Unternehmenskultur, in der Zusammenarbeit großgeschrieben wird und wo sich alle Beteiligten wirksam einbringen können. (16)

Tipps und Empfehlungen

- → Verschaffen Sie sich einen Überblick über die Führungsgrundlagen.
- → Recherchieren Sie weitere Informationen zu Themen, die Ihnen besonders wichtig erscheinen.
- → Unterscheiden Sie in Ihrer neuen Funktion zwischen Führungsaufgaben und Leitungsaufgaben.
- → Analysieren Sie die bisher angewendeten Führungsmodelle und ziehen Sie persönliche Schlüsse daraus.
- → Finden Sie Ihren eigenen Führungsstil, der sowohl für Sie selbst als auch für Ihre Mitarbeiter passend ist.
- → Setzen Sie sich kurz-, mittel- und langfristige Führungsziele.

3.11 Erfahrungsberichte

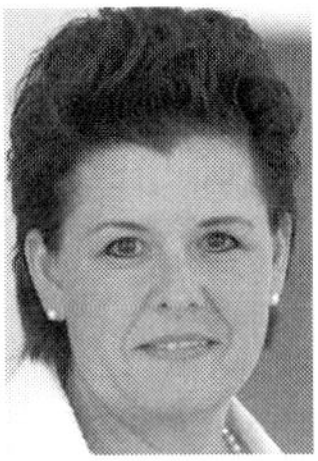

Beatrix Koch: Die Quintessenz auf dem Weg zur Führungskraft

Von der Kanzleikraft (1997) über die Verwaltungsleitung (2000) zur Heimleitung (2004) – in all den Jahren meiner beruflichen Entwicklung habe ich einige Voraussetzungen aus verschiedenen Führungstools verinnerlicht, die mir in jeder praktischen Situation hilfreich waren und die mich nach wie vor in meinen Führungskompetenzen unterstützen. Heute würde ich meinen Führungsstil als „Servant-Leadership-Essenz mit partnerschaftlich-kooperativen Attributen" bezeichnen.

Als Quintessenz dessen, was ich auf diesem Weg gelernt habe, möchte ich folgende Aspekte besonders hervorheben:

Bewusstsein: Als Führungskraft muss ich mir meiner Funktion und Wirkung bewusst sein – in allen Gedanken und Handlungen. Entscheidungen müssen auf dieser Ebene so bald wie möglich getroffen werden. Als Dienstleistungsbetrieb im Pflegebereich dienen wir den Menschen: jeder für sich, aber auch gemeinsam und füreinander. Dieses kollektive Bewusstsein muss fest verankert sein, aber ebenso sollte schon frühzeitig das Bewusstsein reifen, dass man nicht für alles verantwortlich gemacht werden kann und vieles fremdbestimmt ist.

Vorbild sein: auf allen Ebenen und in allen Handlungen, die auch die Mitarbeiter als leitend und nachahmenswert sehen dürfen. Ich stehe dabei auch zu eigenen Schwächen und meinem Unvermögen. Man soll und muss als Führungskraft „klar" – das bedeutet auch „durchschaubar" – sein, damit sich die Mitarbeiter anvertrauen können.

Ziel, Orientierung und Sinn für alle Perspektiven vermitteln – das schafft Vertrauen und motiviert, es erhöht die Leistungsbereitschaft und formiert zu einer Einheit (Konsensherstellung). Hier ist es auch notwendig, strategische Ziele in die Sprache des Teams zu übersetzen und Entscheidungsbefugnisse klar darzustellen. Die Implementierung eines entsprechenden Qualitätsmanagementsystems ist hier sehr förderlich.

Vertrauen, Zutrauen und Partizipation erlebe ich als die besten Förderer für die Mitarbeiterentwicklung. Sie dienen der Identifikation von Potenzialträgern und sind Garant für die Zunahme der Einsatzflexibilität. Die Möglichkeit zur Teilhabe und Mitgestaltung an der Team- und Organisationsentwicklung ist nicht nur Motivator für die persönlichen Leistungen der Mitarbeiter, sondern auch Indikator für die Mitarbeiterbindung.

Führen und Coachen: Das bedeutet, persönliche Beziehungen entstehen zu lassen, realistische Zielvereinbarungen zu treffen und konsequent zu verfolgen, Unterstützung bei der Mitarbeiterentwicklung anzubieten, eventuell Förderkonzepte zu erarbeiten, Feedback zu geben, Mitarbeiter zu beurteilen und Zielerreichungen zu bewerten.

Selbstreflexion: Es war und ist mir immer wichtig, zu wissen, wie ich wirke und wie mich das Team als Leiterin wahrnimmt.

Meiner Meinung nach sind bei einer guten Führungskraft die sozialen Kompetenzen ebenso ausgeprägt wie die fachlichen. Außerdem stellt sie sich selbstverständlich bei Misserfolgen in die erste Reihe und bei Erfolgen in die letzte.

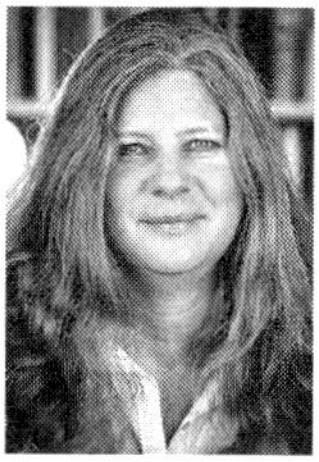

Andrea Wittmann: „Quod licet iovi ...“ oder: Besser nicht in diese Falle tappen

„Geh, Nina, räumst du mein Kaffeehäferl in den Geschirrspüler. Und schau, da habe ich ein bisschen ausgeschüttet. Bitte wisch das weg.“

Endlich in einer Führungsposition! Der Fleiß, die Fortbildungen haben sich ausgezahlt. Jetzt haben Sie ein eigenes Büro, ein Team von zwanzig Mitarbeiterinnen und Mitarbeitern – und sogar eine Teilzeitassistentin. Doch kurz nach Antritt der neuen Position stellen sich Zweifel ein: Werden sie mich akzeptieren? Was mache ich, wenn sie meine Anweisungen nicht befolgen, mich nicht ernst nehmen, weil ich jünger als die meisten Teammitglieder bin?

Sie werden so etwas gar nicht einreißen lassen, sondern von vornherein zeigen, wer die Chefin ist. Sie essen mittags nicht mit dem Team, sondern mit der nächsthöheren Führungsebene, damit alle sehen, dass Sie Rückhalt in der Organisation haben. Sie kleiden sich eleganter als die anderen. Sie lassen sich auf keine Diskussionen über Ihre Entscheidungen ein. Und selbstverständlich gehört der Parkplatz gleich neben dem Eingang Ihnen. Und siehe da: Es funktioniert. Sie sind eindeutig die Leiterin. Es gibt keine lästigen Verbrüderungsangebote von Mitarbeiterinnen und Mitarbeitern. Niemand kritisiert Ihre Entscheidungen, einzelne Teammitglieder überschlagen sich sogar vor Eifer, Ihnen alles recht zu machen.

Und schon ist die Falle zugeschnappt. Es ist wichtig, Ihre Positionen klar zu machen. Dies gelingt Ihnen aber nicht über Äußerlichkeiten. Wenn Sie diese Methode anwenden, können Sie sicher sein, dass hinter Ihrem Rücken über Sie gelästert wird („Die ist sich anscheinend zu gut für ...“, „Die glaubt wohl, sie ist jetzt was Besseres“).

Die Mitarbeiter werden nicht in Scharen Ihr Team verlassen. Nein, wie Sie schon bemerkt haben, gibt es einige, die schnell herausgefunden haben, wie man bei Ihnen einen guten Eindruck macht. Nur die Engagierten, denen der Inhalt der Arbeit wichtig ist, die eine fachliche Auseinandersetzung suchen, die werden beginnen, sich nach anderen Stellen umzuschauen, wo sie sich inhaltlich einbringen können.

Sie haben es nicht notwendig, sich als kleine Königin zu inszenieren. Besser, Sie halten sich vor Augen, warum Sie diese Führungsposition bekommen haben. Sie haben hart gearbeitet, Ihr Fachwissen ist „State of the Art" und Sie sind bereit, Verantwortung zu übernehmen. Es ist kein Zufall, dass Sie jetzt hier sind! Wenn Sie sich dessen bewusst sind, dann haben Sie lächerliche Äußerlichkeiten nicht notwendig, dann strahlen Sie natürliche Autorität aus.

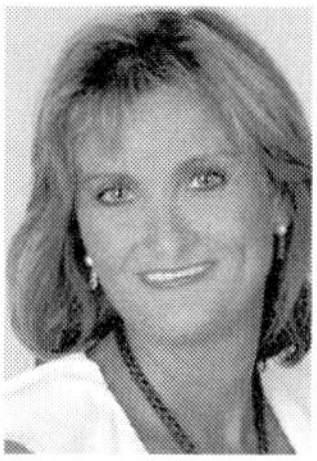

Susanne Stanzel: Von der Pflegedienstleitung zur Direktorin

Nach mehr als neun Jahren Tätigkeit in der Akutkrankenpflege wechselte ich im Jahr 1988 als Leitung des Pflegeteams in ein niederösterreichisches Landespflegeheim. In den darauf folgenden 19 Jahren als Führungskraft habe ich sehr viel an Erfahrung und Wissen gesammelt, und durch meine Mitwirkung in diversen Arbeitskreisen sowie in der Funktion als Obfrau der Fachgruppe Pflege in Niederösterreich konnte ich gleichzeitig auch Einblicke in die Gesamtleitung eines Pflegeheimes gewinnen.

2007 habe ich mich als Direktorin im Landespflegeheim Baden beworben und nach erfolgreich abgelegtem Hearing die Stelle im April 2008 angetreten.

Trotz meiner langjährigen Führungserfahrung war der Anfang in der neuen Rolle nicht immer ganz einfach, war mein neuer Aufgabenbereich doch ein ganz anderer als bisher. Ich musste lernen, mich von meiner Tätigkeit als Pflegeperson abzugrenzen. Durch meine vorangegangene Funktion war vonseiten des Pflegepersonals die Versuchung groß, mich mit Problemen und Wünschen direkt zu konfrontieren, ohne dass die Pflegedienstleiterin davon wusste. Eine gute und offene Zusammenarbeit war mir aber sehr wichtig, und daher habe ich alle Anliegen der Pflegepersonen an die Pflegedienstleitung weitergeleitet und sie nur in Ausnahmefällen direkt beantwortet oder bearbeitet. Viele Themen haben wir auch gemeinsam besprochen, Erfahrungen ausgetauscht und Lösungen gesucht, denn als ehemalige Kollegin konnte ich mich in Pflegethemen sehr gut hineinversetzen und das entsprechende Verständnis aufbringen.

Die Pflegeausbildung, die Erfahrungen im Akutpflegebereich auf einer Intensivabteilung und meine Tätigkeit als Pflegedienstleiterin waren auch für die Planung und Bauphase unseres neuen Pflegeheims und für meine jetzige Arbeit als Direktorin sehr hilfreich. Denn bei der räumlichen Planung und Ausstattung konnte ich auch praktische Tipps aus der Sicht der Pflege einbringen.

Als Direktorin habe ich natürlich noch jede Menge weitere Aufgaben zu bewältigen, wobei von A wie Arbeitsmittel über P wie Personal bis Z wie Zeitmanagement alles mit der Pflege und Betreuung in unserem Haus zusammenhängt.

Hier ist es meiner Ansicht nach wichtig, sich zu vernetzen. Besonders in den ersten Monaten brauchte ich Unterstützung, und die konnte ich mir im Umfeld meiner Kolleginnen und Kollegen holen. Es ist nicht nötig, alles zu wissen – man muss nur die richtigen Quellen zum Nachfragen kennen.

Mittlerweile ist schon vieles zur Routine geworden. Umso wichtiger ist es, sich nicht zurückzulehnen, sondern auch weiterhin die Netzwerke aufrechtzuerhalten und über den Tellerrand zu blicken. Das Sich-Einbringen und die Mitwirkung in Arbeitskreisen können dabei recht hilfreich sein.

Ich habe sehr gerne im Pflegebereich gearbeitet, habe aber auch den Wechsel in die Gesamtleitung eines Pflegeheimes nicht bereut.

4 Führungskommunikation

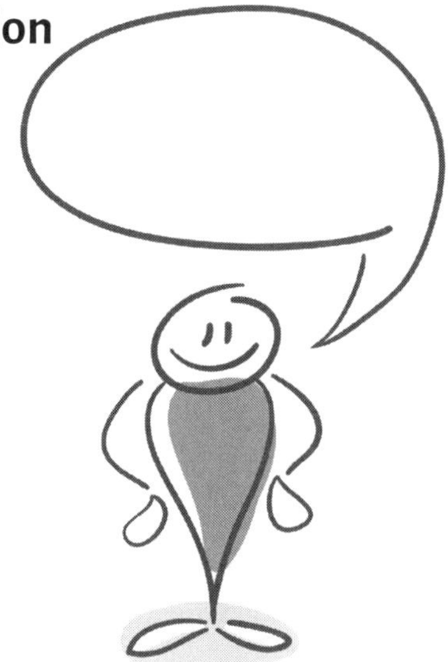

Kommunikation ist ein extrem weites Feld und gehört mit Sicherheit zu den am intensivsten diskutierten und beschriebenen Themen. Schon eine einfache Suchanfrage im Internet führt zu vielen Millionen Einträgen, und ohne eine solche Recherche zu spezifizieren, wird man dabei im Einzelfall kaum an brauchbare Ergebnisse gelangen. An dieser Stelle konzentrieren wir uns vor allem auf die verbale Führungskommunikation. Weitere Kommunikationsaspekte sind in verschiedenen Abschnitten dieses Buches immer wieder angesprochen; auch sie sind von essenzieller Bedeutung, und ohne Kommunikation ist es überhaupt nicht möglich, Führungs- oder Managementschritte beziehungsweise Interventionen zu setzen.

Auch wenn es bereits in großer Zahl Publikationen über Führungskommunikation gibt, scheint ein Ende der Diskussion zu diesem Thema nicht in Sicht. Innerhalb dieser großen Vielfalt an Meinungen, Ratschlägen, Modellen und Standpunkten möchte ich Ihnen einen kurzen, sinnvollen Überblick geben – vieles davon wird Ihnen möglicherweise schon bekannt sein, aber eine kleine Wiederholung schadet nie. Ich möchte Sie dazu anregen, den einen oder anderen Aspekt unter Berücksichtigung der Gesamtsituation in Ihrem Unternehmen genauer zu betrachten: Wo fängt Kommunikation an? Gibt es Zusammenhänge zwischen Unternehmensethik und Unternehmenskultur? Wie ist es um den interdisziplinären Dialog in Ihrer

Organisation bestellt? Welche sozialkommunikativen Kompetenzen benötigen Sie, um auch schwierige Gespräche angemessen führen zu können? Was sind die häufigsten Kommunikationsfehler und welche Rolle spielt Einfachheit im Dialog? Nutzen Sie das eine oder andere Thema als Ausgangspunkt für eine vertiefte Auseinandersetzung und recherchieren Sie weiter! Lassen Sie eventuell auch Außenstehende auf die kommunikative Praxis in Ihrem Unternehmen blicken, um „blinde Flecken" aufzuspüren. Die intensive und konsequente Auseinandersetzung mit Führungskommunikation ist von großer Bedeutung, stellt sie doch einen wesentlichen Erfolgsfaktor von Führung dar.

4.1 Kommunikation in der Führung

Führungskommunikation ist generell die wichtigste Form der Einwirkung von Führungskräften auf Mitarbeiter und deshalb das zentrale Führungsinstrument. Sie ist das Mittel, mit dem Inhalte, konkrete Arbeitsvorgaben, Begründungen von Zielen, Arbeitsdiskussionen und Reflexion von persönlichen Entwicklungen ausgedrückt werden. Führungskommunikation ist gewissermaßen das Schmiermittel der Zusammenarbeit, das maßgeblich die Qualität der Beziehungen innerhalb des Teams mitbestimmt. Nicht zuletzt deshalb ist es für Sie als Führungskraft wichtig, über diverse kommunikative Führungsinstrumente und das entsprechende Zusammenwirken in Ihrem Bereich Bescheid zu wissen. Im sozialen Prozess lassen sich verschiedene Kommunikationssysteme beschreiben. Ein gutes Beispiel dafür wäre etwa das Vier-Seiten-Modell (auch: „Vier-Ohren-Modell"), das von einem Sender-und-Empfänger-Konzept ausgeht. (1)

Interne Führungskommunikation

Die Regelkommunikation innerhalb von Organisationen sollte einer gewissen Struktur unterliegen. Mitarbeiter müssen sich darauf verlassen können, dass strukturelle Wege auch von Führungskräften eingehalten werden. Wenn innerhalb professioneller Abläufe sogenannte Dienstwege auch von Führungskräften nicht eingehalten werden, verunsichert das die Mitarbeiter – Sie sind auch in dieser Hinsicht ein Vorbild! Beachtenswert ist sowohl die verbale als auch die nonverbale Ebene der Kommunikation. (2)

Unangemessene Führungskommunikation

Als Führungsinstrument steht Kommunikation meist im Mittelpunkt der Aufmerksamkeit – und das ist auch richtig so! Gerade hier kann eine Menge schief laufen, denn wenn Führungskräfte über die Köpfe ihrer Mitarbeiter hinweg kommunizieren, können wichtige Ziele verfehlt werden. Kommunikation ist keine Einbahnstraße, und die Interaktion zwischen „Sender" und „Empfänger" sollte vor allem im Führungskontext sehr bewusst gestaltet sein. Die Fähigkeit, wirkungsvoll zu kommunizieren, ist eine wichtige Schlüsselqualifikation, die mitunter über Erfolg und Misserfolg bestimmt. Ein zentraler Aspekt dabei ist das Bewusstsein über individuelles Kommunikationsverhalten und unterschiedliche Kommunikationstypen. (3)

4.2 Ebenen der Kommunikation

Beim kommunikativen Austausch werden viele Arten von Information gleichzeitig übermittelt. Die solcherart mitgeteilte Nachricht sagt auch etwas über die Qualität der Beziehung zwischen den Kommunikationspartnern aus. Kommunikation beginnt bei der Begrüßung und sie wirkt noch über die Verabschiedung hinaus – wie schon Paul Watzlawick treffend formulierte: „Man kann nicht nicht kommunizieren!" Im Folgenden möchte ich Ihnen einige Ebenen ins Bewusstsein rufen, die bei nahezu jeder Kommunikation mitschwingen.

Sachinhalt

In sehr vielen (aber nicht allen) Fällen findet Kommunikation statt, um eine konkrete Sachinformation zu transportieren. Wenn Sie also Fakten mitzuteilen haben, achten Sie darauf, dass das Gesagte inhaltlich verstanden wird.

Appell

Über die bloße Mitteilung einer Sache hinausgehend, wollen wir sehr häufig bei unserem Gesprächspartner etwas bewirken oder erreichen. Diese Appelle können auch „zwischen den Zeilen" abgesetzt werden.

Beziehungsebene

Kommunikation drückt auch etwas über die Beziehung zwischen Sender und Empfänger aus. Gefühle, Erwartungen, Vorurteile oder hierarchische Gefälle können in einer Weise mitschwingen, die nicht immer vorteilhaft ist.

Selbstoffenbarung

Neben der Art der Beziehung zum Gegenüber drückt man im Rahmen von Kommunikation auch immer etwas über sich selbst aus – ob man das möchte oder nicht. Diese Informationsebene wird meistens unbewusst aktiviert, weswegen ein analytischer Blick darauf besonders lohnend ist! (4) (5)

4.3 Kommunikation und Anpassung

Kommunikation ist Kontakt, und automatisch passen wir uns unserem Gesprächspartner an, um einen „guten Draht" zu ihm herzustellen, der den Austausch positiv beeinflusst. Dabei werden im Gehirn sogenannte Spiegelneuronen aktiv, die besonders für Phänomene wie Mitgefühl oder auch Nachahmung verantwortlich sind. Letzteres sollte Führungskräften besonders bewusst sein: Sie werden von ihren Mitarbeitern automatisch nachgeahmt, nicht zuletzt in der Art der Kommunikation. (6)

4.4 Kommunikation und Struktur

Wenn eine Gruppe von Menschen gemeinsame Aufgaben erfüllt und bestimme Ziele verfolgt, ist eine funktionierende Kommunikation innerhalb des Teams unerlässlich. Wie leicht oder schwer dieser Zustand herzustellen ist, hängt nicht zuletzt von der Teamgröße ab: Während sich in kleinen Gruppen oft fast von selbst funktionierende Abläufe einstellen, benötigt ein größeres Team Regeln und eine festgelegte Kommunikationsstruktur, zum Beispiel im Rahmen von Dienstübergaben oder regelmäßigen Besprechungen. Fehlen solche Strukturen, können sich in größeren Gruppen durch ungleichmäßig weitergegebene Informationen auch Ungleichgewichte einstellen – ein Teil der Gruppe ist sehr gut informiert, ein anderer vielleicht vom Informationsfluss völlig abgeschnitten. Ausgewogenheit und Zielorientierung sollten also bei der Festlegung von Kommunikationsabläufen im Vordergrund stehen. (4)

4.5 Sozialkommunikative Kompetenzen

Mitarbeiterbezogene Kommunikation ist eine wichtige Voraussetzung, um Ihr Team zielorientiert führen zu können. Abgesehen von der Fähigkeit, mit den einzelnen Mitarbeitern empathisch und individuell passend zu kommunizieren, müssen

Sie auch mit dem gesamten Team aktiv im Austausch stehen. Eine weitere Ebene, die Führungskräfte beherrschen müssen, ist der kompetente Auftritt zum Beispiel gegenüber Angehörigen oder ihren eigenen Vorgesetzten. Dieses sozialkommunikative Wechselspiel dient in seinen unterschiedlichen Formen der Zielerreichung und Wertschöpfung, weswegen auch im Zuge der Interaktion freigesetzte Emotionen rational kontrolliert werden sollten. Wer auch immer Ihr Gesprächspartner ist: Führungskräfte sollten in der Lage sein, sich stets auf ihr Gegenüber und die Situation einzustellen, aber dennoch authentisch zu bleiben. (10)

4.6 Fehler in der Kommunikation vermeiden

Machen Sie es sich zum Ziel, ein Kommunikationsprofi zu werden! Dazu bedarf es keiner Tricks oder manipulativer Techniken – setzen Sie stattdessen auf Echtheit, Glaubwürdigkeit und Zuverlässigkeit:

- Sagen Sie das, was Sie sagen möchten, verständlich und nachvollziehbar.
- Machen Sie aus Kommunikation kein Schauspiel.
- Bereiten Sie sich vor und suchen Sie einen klaren, ungekünstelten Dialog.
- Verfallen Sie nicht in Monologe, diese dienen meist der Selbstdarstellung.
- Bringen Sie die Dinge auf den Punkt, aber fallen Sie nicht mit der Tür ins Haus.

Wenn Sie die Kommunikation in Ihrem Team verbessern wollen, ist oft schon viel geholfen, wenn Sie die größten „Untiefen", an denen Gespräche in der Regel scheitern, herausfinden und konsequent verändern. (10) (11)

4.7 Schwierige Gespräche

Langjährige Führungskräfte kennen diese Situation: Man wird spontan auf einen Konflikt, auf eine Gehaltserhöhung, auf eine Führungskritik oder den Wunsch nach einer beruflichen Veränderung angesprochen, und schon ist man mittendrin in einem sogenannten „schwierigen Gespräch". In solchen Situationen ist es am wichtigsten, die Ruhe zu bewahren und keine voreiligen Äußerungen zu treffen. Stattdessen gilt es, gut zuzuhören, sich ein Bild zu machen und nachzufragen. Verkneifen Sie sich gerade in solchen unvorhergesehenen Gesprächen spontane Kommentare. Versuchen Sie stattdessen – wenn möglich –, sich möglichst rasch zu solidarisieren. (10)

- Nehmen Sie sich Zeit für „schwierige" Gespräche.
- Hören Sie gut zu, was man Ihnen sagen möchte.
- Versuchen Sie nicht, eine „Sofortlösung" anzubieten.
- Lassen Sie auch Mitarbeiter mögliche Lösungen vorbringen.
- Achten Sie auf Ihren Gesprächsstil.

4.8 Der einfache Dialog

Reden Sie Klartext! Es genügt nicht, zu hoffen, dass man verstanden wird. Viele Menschen bemühen sich in ihrem Ringen um Verständlichkeit um eine sehr ausufernde und detailreiche Sprache – warum kommunizieren wir nicht einfach „einfach"? (12)

- Wählen Sie eine Sprache, die alle Menschen verstehen. Wenn wir Kindern etwas erklären, verwenden wir auch nicht viele Fremdwörter.
- Achten Sie bei Ihren sprachlichen Mitteilungen auf den Sinn und das Ziel. Reden Sie nicht nur, um etwas von sich zu geben.
- Sprechen Sie in Hauptsätzen. Versuchen Sie keine Effekte zu erzielen, die nicht Ihrem Wesen entsprechen.

4.9 Mitarbeitergespräche – Mitarbeiterbeurteilungsgespräche

Strukturierte Mitarbeitergespräche finden zwischen Führungskraft und Mitarbeiter unter vier Augen statt – zumeist einmal im Jahr beziehungsweise bei Bedarf auch in kürzeren Intervallen. Sie dienen dazu, Ziele zu vereinbaren, Leistungen zu beurteilen, Weiterbildungen zu planen, persönliche Rückmeldungen zu geben oder offene Fragen zu Entwicklungsmöglichkeiten zu analysieren. Gezielte Leistungsbeurteilungen sind in der Regel nur schwer mit persönlichen Themen zu kombinieren, denn Beurteilungsdruck senkt die Bereitschaft zum offenen Austausch. Deswegen ist es ratsam, Mitarbeitergespräche und Beurteilungsgespräche zu getrennten Terminen durchzuführen.

Mitarbeitergespräche sind ein Instrument der Personalentwicklung. Die dabei gewonnenen Erkenntnisse dienen zur Formulierung von Entwicklungs- und Arbeitszielen für jeden einzelnen Mitarbeiter. Neben diesem Nutzen für das Unternehmen profitieren die Mitarbeiter von Rückmeldungen zu ihren bisherigen Leistungen. Dieses Feedback soll im Rahmen von Mitarbeitergesprächen möglichst klar und verständlich gegeben werden. Vereinbarungen, die bei dieser Gelegenheit getroffen werden, orientieren sich an gemeinsamen Zielen und gegenseitigen Erwartungen. (14)

Ziele im Mitarbeitergespräch

Bereiten Sie sich auf jedes Mitarbeitergespräch gut vor und formulieren Sie sich ein bestimmtes Ziel. Versuchen Sie auch, Ihren Mitarbeiter mit Ihrer Vision „anzustecken" und begründen Sie Ihre Erwartungen klar und unmissverständlich – die Begründung ist nämlich ausschlaggebend, um Ihr Gegenüber für eine Aufgabe zu motivieren. Wenn Sie den Sinn und die Notwendigkeit bestimmter Aufgaben nachvollziehbar machen können, werden sich Ihre Mitarbeiter viel besser damit identifizieren können. So erlangen Sie Akzeptanz für verschiedenste Ziele und schaffen eine hohe Bereitschaft, sie durch entsprechende Leistungen zu erreichen. (13)

Mitarbeiterbeurteilungsgespräch

Um die Leistungen Ihrer Mitarbeiter effektiv beurteilen zu können, empfiehlt es sich, ein systematisches Instrument anzuwenden: das Mitarbeiterbeurteilungsgespräch. Dabei werden Potenziale und Leistungen in Form von Kollegen-, Vorgesetzten- und Selbstbeurteilungen bewertet, um darauf aufbauend eine klassische Leistungsbeurteilung mit den Zielen einer Organisation abzugleichen. Diese Praxis wird sehr häufig als Grundlage für höhere Entlohnungen herangezogen. Empfehlenswert ist jedoch, zwischen *Mitarbeiter*beurteilung und *Leistungs*beurteilung zu differenzieren. Besonders wichtig ist es, bei diesen Gesprächen das Potenzial eines Mitarbeiters zu beurteilen, nicht zuletzt, um zukunftsorientierte Strategien zu entwerfen. Diese Maßnahme hilft Ihnen herauszufinden, welche Tätigkeiten einzelne Mitarbeiter besonders motivieren – denn ein hoher Motivationsgrad setzt eine gute, zielorientierte Entwicklung in Gang. (1)

Motivation im Beurteilungsgespräch

Schon der Einstieg in das Beurteilungsgespräch ist ausschlaggebend für die Motivation, die Sie bei einem Mitarbeiter generieren können: Nach einer freundlichen Begrüßung kann man sich etwa für die Zeit bedanken, die sich der Mitarbeiter für das Gespräch genommen hat. Anschließend empfiehlt es sich, zunächst über die Erfolge der letzten Zeit zu sprechen, um dann – falls erforderlich – auch konstruktive Kritik zu formulieren. Man kann dabei sehr offen auch über Schwächen reden, sofern der Mitarbeiter die Gelegenheit hat, sich selbst zu reflektieren. Halten Sie auf jeden Fall bis zum Schluss ein angenehmes Gesprächsklima und schließen Sie die Unterhaltung wieder mit dem Fokus auf Erfolge. (13)

4.10 Feedback

Wörtlich aus dem Englischen übersetzt, heißt dieser Begriff so viel wie „zurückfüttern" – Feedback bedeutet im kommunikativen Zusammenhang nichts anderes als eine Rückmeldung über die positive oder negative Empfindung einer Leistung. Regelmäßiges Feedback an Ihre Mitarbeiter gibt diesen die Möglichkeit, notwendige Korrekturen vorzunehmen. (15)

Spontanes Feedback

Spontanes Feedback geben Sie einem Mitarbeiter unmittelbar nachdem er eine Leistung erbracht hat oder ein bestimmtes Ereignis eingetreten ist – jedes positive oder negative Ereignis ist ein guter Anlass, Feedback zu geben. Tun Sie das zeitnah, denn mit zunehmendem zeitlichem Abstand verliert der Mitarbeiter den unmittelbaren Bezug zur Situation, die Sie meinen. Auf diese Weise können Sie das Verhalten beziehungsweise die Leistungen Ihrer Mitarbeiter direkt und unmittelbar fördern oder ändern. Haben Sie keine Scheu, Ihr Feedback auch einmal zwischen Tür und Angel abzugeben! (15)

Feedback geben

Feedback zu geben, öffnet Raum für Entwicklungen, denn es schafft Klarheit über Wünsche, Gefühle und Absichten, aber auch über Vermutungen, Befürchtungen und Fantasien. Indem Sie Feedback geben, können Sie mitunter auch im Nachhinein Erwartungen präzisieren, die im Vorfeld vielleicht nicht deutlich genug formuliert wurden. Mit Feedback können Sie aber auch einen Lernprozess und Verhaltensänderungen in Gang setzen, ohne persönlich verletzend zu sein. Dabei gilt es allerdings, ein paar Regeln zu beachten: (16) (13)

Feedbackregeln

- Beschreiben Sie konkrete Verhaltensweisen und Situationen.
- Benennen Sie sowohl positive als auch negative Aspekte.
- Beschreiben Sie mögliche positive Konsequenzen einer Veränderung.
- Achten Sie darauf, Ihre eigene Sichtweise zu schildern.
- Beschreiben Sie die Wirkung der Leistung oder des Verhaltens auf Sie.
- Gleichen Sie verschiedene Sichtweisen ab.

4.11 Interdisziplinäre Kommunikation

In sozialen Organisationen muss eine kontinuierlich funktionierende Gesprächsbasis zwischen den verschiedenen Professionen vorherrschen, die für einen reibungslosen Arbeitsablauf aufeinander angewiesen sind. Die einzelnen Schnittstellen und Übergänge können einen hohen Koordinationsbedarf bedeuten – dafür können keine Patentrezepte abgegeben werden, es bedarf jedenfalls einer genauen Analyse, ob Kommunikationsabläufe auch über Fachgrenzen hinweg optimiert werden können. Technische Weiterentwicklungen, steigender Kostendruck und zunehmende Professionalisierung beziehungsweise Spezialisierung der Berufsgruppen machen den Arbeitsalltag für alle Mitarbeiter zunehmend anspruchsvoller. Gerade deswegen ist die interdisziplinäre Kommunikation eine große Herausforderung für Führungskräfte. (17)

4.12 Gespräche in Teams

Die Kommunikationsprozesse innerhalb Ihres Teams dienen nicht nur der Weitergabe von Sachinformationen, sondern befriedigen auch soziale Grundbedürfnisse. Nicht zuletzt spiegelt die Qualität der Kommunikation auch den Zustand einer Gruppe wider, deswegen lohnt es sich, genauer hinzuhören und gegebenenfalls das Wahrgenommene zu analysieren. Wünsche und Bedürfnisse – sowohl die der Mitarbeiter als auch jene der Führungskraft – sollten auf jeden Fall angesprochen werden, um darüber Klarheit zu schaffen. Manchmal ist es auch nützlich, sich auf ein gemeinsames Regelwerk der Teamkommunikation zu einigen. Für Sie als Führungskraft können Teamgespräche sowohl methodisch als auch pädagogisch sehr anspruchsvoll sein. Bereiten Sie sich deswegen gut darauf vor, strukturieren Sie den Ablauf und lassen Sie stets Raum für konstruktive Diskussionen. (10) (4)

4.13 Ethik in der Kommunikation

Auch Aspekte der Ethik spielen in die kommunikative Praxis mit hinein, vor allem was die sozialen Rollen der Dialogpartner und deren Absichten betrifft. Es geht – sehr einfach gesagt – vor allem darum, ein „Kommunizieren auf Augenhöhe" zu ermöglichen: Die wichtigsten Verhaltensbedingungen eines ethischen Dialogs sind demnach die Beteiligung aller Betroffenen, die Suche nach einem Konsens, die grundsätzliche Chancengleichheit, Zwanglosigkeit und argumentative Kompetenz sowie das uneingeschränkte Mitteilen von Information, die für alle am Dialog Beteiligten relevant ist. Ohne an dieser Stelle die Komplexität dieser Begriffe aus philosophischer Sicht im Detail zu erläutern, möchte ich dennoch auch den uneingeschränkten *Willen zur Vernunft* und die *Bereitschaft zum besonderen Bemühen* als ethische Grundprinzipien in der Kommunikation anführen. Kurz gesagt: Ein konsens- und ergebnisorientierter, möglichst sachlicher, respektvoller und wertschätzender Umgang ist nicht nur im Hinblick auf die Erreichung bestimmter Ziele ganz grundsätzlich sinnvoll, sondern erfüllt auch ethische Grundanforderungen an geglückte Kommunikation. Diese Aspekte sind wichtige Verhaltensziele, vor allem – aber nicht nur – für Führungskräfte. (7)

4.14 Interkulturelle Kommunikation

Es ist längst zu einer gesellschaftlichen Realität geworden, dass Menschen mit unterschiedlichen kulturellen Hintergründen gemeinsam arbeiten und leben. Dementsprechend wichtig ist es, sich auch Gedanken über interkulturelle Kommunikation zu machen – denn wenn Menschen, die nicht derselben Kultur angehören, miteinander kommunizieren, haben einige Aspekte besondere Bedeutung. Viele davon sind uns im Alltag kaum bewusst, da sie beim Umgang mit Menschen aus unserer eigenen Kultur automatisch „richtig" gedeutet werden, während sie im interkulturellen Kontext zu teils sehr unangenehmen Missverständnissen führen können: Tonfall, Lautstärke, Mimik, Gestik, der Grad der Höflichkeit und Freundlichkeit – all das kann innerhalb der interkulturellen Kommunikation zu Problemen führen. Hier zeigt sich ganz besonders, dass der oben bereits beschriebene „Sachinhalt" oft eine nur sehr kleine Rolle spielt, während Beziehungsaspekte viel unmittelbarer auf die Qualität der Kommunikation Einfluss nehmen. Vor allem in der Führung von Teams mit Angehörigen mehrerer Kulturkreise ist es von großer Bedeutung, sich zu diesem Thema ein spezifisches Wissen anzueignen und auch die Mitarbeiter in einem geeigneten Rahmen dafür zu sensibilisieren. (8) (9)

4.15 Reden ist Silber, Schweigen ist Gold

Dieses vermutlich aus dem Orient stammende Sprichwort hat sich nicht umsonst über die Jahrhunderte bis in den Sprachgebrauch der Gegenwart erhalten. Vor allem Führungskräften sei es mit auf den Weg gegeben. Damit meine ich nicht, dass Sie sich möglichst wortkarg und geheimnisvoll geben sollen, sondern vielmehr empfehle ich Ihnen, manchmal mit einer Antwort oder einem voreiligen Kommentar ein wenig abzuwarten. Das richtige Wort in der falschen Situation kann oft mehr schaden als nutzen. (18) (19)

Tipps und Empfehlungen

- Denken Sie darüber nach, was Führungskommunikation für Sie persönlich bedeutet.
- Kommunizieren Sie nicht über die Köpfe Ihrer Mitarbeiter hinweg.
- Achten Sie auf die verschiedenen Ebenen Ihrer Kommunikation.
- Seien Sie sich auch Ihrer kommunikativen Vorbildrolle bewusst.
- Nutzen Sie die Methoden mitarbeiterbezogener Kommunikation.
- Vermeiden Sie plumpe Tricks und sprachliche Suggestivtechniken.
- Beobachten Sie auch die Qualität der Kommunikation in Ihrem Team.

4.16 Erfahrungsberichte

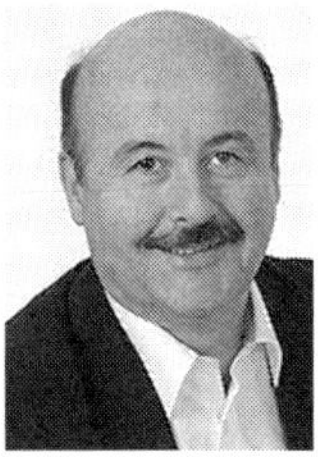

Dorin-Ioan Limbean: Beziehungspflege mit strukturierten Fördergesprächen

Regelmäßige Gespräche zwischen Vorgesetzten und Mitarbeitern sind außerordentlich wichtige Bestandteile und die Voraussetzung für eine gute Zusammenarbeit im Betrieb. Das „Mitarbeiter-Vorgesetzter-Förder-Gespräch", kurz MVFG genannt, ist ein strukturiertes Beratungs- und Fördergespräch unter vier Augen. Diese Methode trägt gezielt zur Verbesserung der Kommunikation bei, sie schafft Klarheit und fördert ein optimales Arbeitsklima.

Fördergespräche können ein Schlüssel zur Steigerung der Leistung und Motivation der Mitarbeiter sein: Offene und partnerschaftlich geführte Kommunikation bietet die Chance für einen erfolgreichen Dialog, und für die Arbeitnehmer ergeben sich daraus demokratische Mitsprache- und Mitbestimmungsrechte. Ein regelmäßiger Informationsaustausch zwischen Führungsebene und Mitarbeitern vermittelt Letzteren umfassendes Wissen über Arbeitsabläufe und erleichtert auch diverse Entscheidungsfindungsprozesse.

Besonders das MVFG ist eine für alle Beteiligten wirksame Methode, um die persönlichen Beziehungen zwischen Führenden und Geführten zu stärken. Nur Offenheit und Vertrauen zwischen der Führungskraft und den Mitarbeitern sind der Garant dafür, dass Ziele gemeinsam vereinbart, unterschiedliche Ansichten diskutiert und Konflikte gelöst werden und dadurch ein fruchtbarer Boden für die Erfüllung zukünftiger Aufgaben geschaffen wird.

Somit ist das MVFG ein wesentliches Führungsinstrument, in dem auch die Ziele für den nächsten Zeitabschnitt gemeinsam gesucht und fixiert werden. Ziele sollten so formuliert sein, dass ihre Erfüllung quantitativ (wie viel?), qualitativ (was?) und zeitlich (wann?) kontrolliert werden kann. Außerdem müssen die formulierten Ziele herausfordernd und erreichbar, konkret, präzise und messbar sein.

Meiner persönlichen Erfahrung nach hat sich Folgendes sehr bewährt:

- Fragen Sie im Gespräch, wie Ihr Mitarbeiter die gesamte Entwicklung sieht, wo aus seiner Sicht Organisation und Zusammenarbeit in Ihrer Abteilung verbessert werden können.
- Bedenken Sie, dass Ihre gesamte Abteilung davon profitiert, wenn Sie Ihre Mitarbeiter so einsetzen, dass diese ihre Stärken optimal zeigen können.
- Das MVFG ist ein sehr persönlicher Dialog und lebt von Gegenseitigkeit und Gleichrangigkeit. Gehen Sie offen, vorurteilsfrei, partnerschaftlich und vertrauensvoll miteinander um. Achten Sie auf annähernd gleiche Redezeiten.
- Fassen Sie das Gespräch zusammen, schließen Sie es positiv ab und geben Sie Feedback darüber.

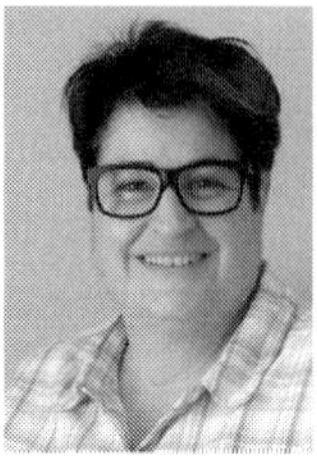

Josephine Schenk: Die Macht komplexer Kommunikation

Kommunikation ist ein sehr komplexer und machtvoller Bereich. Diese Macht kann sowohl von der Führungskraft als auch von den Mitarbeitern bewusst eingesetzt werden. Für mich als Führungskraft ist es deshalb sehr wichtig, in jedem Gespräch meine eigene Art der Kommunikation beziehungsweise die meines Gegenübers zu reflektieren. In Gesprächen habe ich mir angewöhnt, alles, was ein ungutes Gefühl in mir auslöst, sofort anzusprechen. Ich richte den Blick nicht zuletzt auch auf die nonverbale Kommunikation des Gegenübers. Sollte die Körperhaltung des Gesprächspartners Anzeichen von Unwohlsein oder Unverständnis zeigen, frage ich nach, was das Gesagte bei ihm ausgelöst hat.

Für mich ist es das Wichtigste – und zwar nicht nur in der Funktion als Führungskraft, sondern allgemein als Mensch –, dass ich in allen Situationen und Gesprächen kongruent bin.

Auch wenn Geduld nicht gerade zu den Stärken der gesprächsführenden Personen zählt, ist es in gewissen Situationen und auch in Gesprächen sehr ratsam, sich mit den Reaktionen auf das Gehörte beziehungsweise auf das Beobachtete genügend Zeit zu lassen.

Die bewusste Anwendung wissenschaftlich fundierter Kommunikationstechniken und Modelle ist sehr hilfreich für eine positive Gesprächsführung. So wende ich zum Beispiel sehr gerne die Themenzentrierte Interaktion (TZI) an, welche auf die Psychologin Ruth C. Cohn zurückgeht. Bei dieser Methode müssen bestimmte Kommunikationsregeln bewusst angewendet werden, was zu einer sehr angenehmen Kommunikationsatmosphäre führt. Auch mit dem Prinzip der Transaktionsanalyse (TA) – „Ich bin ok und du bist ok" – schafft man gleich zu Beginn eines Gespräches eine vertrauenswürdige Gesprächssituation.

Bevor eine Person sich verletzt oder missverstanden fühlt, ist es sehr ratsam, das Gespräch vorläufig zu beenden und einen neuen Gesprächstermin zu vereinbaren. Läuft also ein Gespräch in eine ungute Richtung oder merke ich, dass das Gegenüber nicht in der Lage ist, das Gesagte aufzunehmen, nehme ich mir das Recht, ein Gespräch abzubrechen.

Keine Führungskraft sollte sich scheuen, in schwierigen Situationen beziehungsweise Gesprächen bei den direkten Vorgesetzten um Rat zu fragen.

„Du kannst dich jederzeit entscheiden, wie du die Worte deines Gegenübers aufnimmst, die Macht liegt bei dir." – Marshall B. Rosenberg

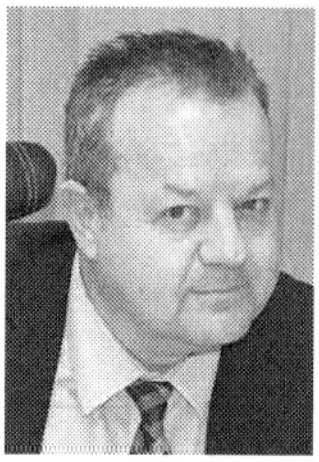

Michael Strozer: Führen bedeutet, immer wieder die richtigen Fragen zu stellen

Der Rechtfertigungsdruck gegenüber der Öffentlichkeit zwingt den Sozialbereich längst zu professionellem Management. Pflegedienstleistungen sind personalintensiv – zwischen 70 und 80 % der Ressourcen fließen in Personalkosten. Somit ist klar: Führungsfehler sind fatal, sie verursachen menschliches Leid und wirtschaftliche Schäden. In leitender Funktion können Sie Ihre Mitarbeiter auf sehr viele Weisen demotivieren, und in der Regel verlassen Menschen nicht ihre Unternehmen, sondern ihre Chefs.

Führungskräfte müssen sich deshalb fragen: Mache ich das Richtige? Was ist unsere Strategie? Ist unser Leitbild aktuell? Tun wir das Richtige auch richtig und rechtzeitig? Wesentlich für den Erfolg Ihrer Führungsarbeit ist, dass alle Beteiligten bestmöglich miteinander auskommen – das gilt auch für das soziale Umfeld Ihres Hauses. Sorgen Sie dafür, dass die Strategie Ihrer Einrichtung allen Mitarbeitern bekannt ist, und bauen Sie das Miteinander in Ihrer Organisation auf Respekt und Verbindlichkeit auf. Es sollte keinen Unterschied machen, ob Sie mit einem Vorgesetzten, einem Mitarbeiter, einem Bewohner, einem Lieferanten oder dem Bürgermeister zusammenkommen!

Eine weitere Frage, die Sie immer wieder neu beantworten müssen: Wie halte ich die Balance zwischen meinen Mitarbeitern, den betrieblichen Erfordernissen, der Umgebung meines Hauses, den Bewohnern und deren Angehörigen? Ich gehe davon aus, dass zufriedene Mitarbeiter effiziente und effektive Prozesse entwickeln – der zentrale Hebel ist also das Personal. Hilfreich ist, dass viele Menschen die Betreuung alter Menschen per se als sinnstiftend erleben und daher in hohem Maße motiviert sind. Dieses „Motivationskapital" sollte sorgsam gepflegt werden, wozu ich eine Passage aus dem Leitbild unseres Hauses gerne weiterempfehlen möchte:

Du bist wertvoll – Ich bin wertvoll. Dieses Motto bezieht sich auf alle Menschen, mit denen wir zu tun haben! Wir bringen uns emanzipiert und konstruktiv in einen lösungsorientierten Dialog ein und gestalten ein verbindliches *Miteinander* in unserem Haus und unserem Umfeld.

Für den Führungsalltag bedeutet das, dass jeder Mitarbeiter mit seinen Fertigkeiten und Erfahrungen situationsbezogene Unterstützung erhält und auch dazu angeleitet wird, sich selbst zu führen. Ist dieser Zustand erreicht, können Sie nicht nur Aufgaben, sondern auch Verantwortung delegieren. Der erste Schritt auf diesem Weg ist: Stellen Sie sich die richtigen Fragen!

5 Führungsarbeit

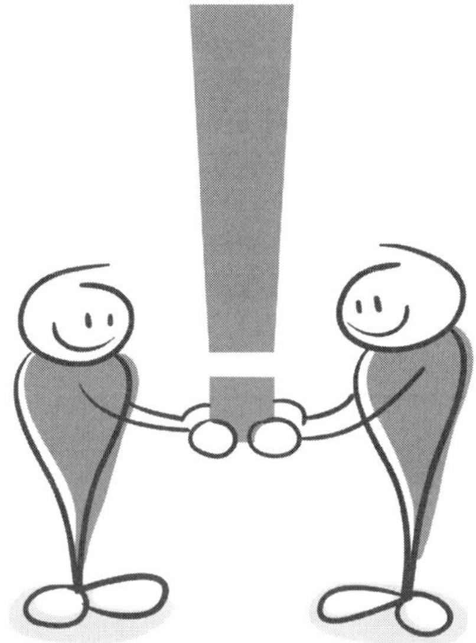

Führungsarbeit kann wahrscheinlich niemals als abgeschlossen gelten. Wie in einer „Führungswerkstatt", in der man unmittelbar mit Menschen arbeitet, geht es dabei um einen ganz wesentlichen Aspekt der Gesamtleistung Ihrer Organisation: Ziel ist, dass die von Ihnen geführten Menschen mit Ihrer Unterstützung Leistungen in hoher Qualität erbringen. Wie man ganz konkret darauf Einfluss nehmen kann, wird in diesem Kapitel erläutert, indem ein großer Bogen geschlagen wird zwischen Humanzentrierung, Zielarbeit und Motivation.

Gerade im Sozial- und Gesundheitsbereich ist es meiner Meinung nach unerlässlich, den Fokus auf die Mitarbeiter zu richten. Immerhin ist ein Großteil des Budgets für das Personal reserviert, sodass es naheliegend ist, permanente Mitarbeiterorientierung zu leben – sie ist der Schlüssel zum Erfolg. Auf den kommenden Seiten möchte ich Ihnen nahebringen, welche Möglichkeiten der Humanzentrierung Ihnen als Führungskraft zur Verfügung stehen und welche Dimensionen dabei wichtig sind: Wie können Sie Mitarbeiterentwicklung in Gang setzen, sodass Ihr Team zu Höchstleistungen motiviert wird? Wie vereinbaren Sie Ziele mit Ihren Mitarbeitern und was steigert dabei die Motivation? Neben der einfachen Erklärung einiger Fachbegriffe erhalten Sie auch praktische Tipps für den beruflichen Alltag.

5.1 Humanzentrierung

Humanzentrierung oder Mitarbeiterorientierung bedeutet, in der Führungsarbeit einen starken Fokus auf die Mitarbeiter eines Unternehmens zu richten. Anders gesagt: Humanzentrierung bedeutet, jeden einzelnen Mitarbeiter mit seinen Bedürfnissen in den Mittelpunkt zu stellen. Um diesen Zugang zentral zu verankern, kann man Humanzentrierung in der Unternehmensstrategie als Schwerpunkt definieren und davon ausgehend passende Konzepte zur Förderung, Entwicklung und Beachtung der Bedürfnisse und Ansprüche von Mitarbeitern erarbeiten. (1)

5.2 Fördermethoden und Humanzentrierung

Damit Humanzentrierung nicht zum reinen Lippenbekenntnis wird, müssen Führungskräfte regelmäßig Interventionen setzen, um Mitarbeiter fortlaufend und bedarfsgerecht zu fördern. Im Folgenden stelle ich Ihnen einige einfache Möglichkeiten vor, diese Philosophie in der Praxis umzusetzen. Besonders wichtig sind dabei der Dialog und die offene Auseinandersetzung mit den Geführten. Nur so können Sie herausfinden, welche Maßnahmen tatsächlich den Bedürfnissen Ihrer Mitarbeiter entsprechen: Welche Potenziale sind vorhanden und wie kann man sie für das Unternehmen nutzen? Das ist eine der wichtigsten Fragen der Humanzentrierung, denn die Summe des vorliegenden Humanpotenzials ist die Grundlage für Entscheidungen rund um Mitarbeiterentwicklung und -förderung.

5.3 Mitarbeiterorientierung versus Aufgabenorientierung

Die „Michigan Leadership Studies" haben bereits in den frühen 1950er-Jahren zwei grundlegende Muster hervorgebracht, nach denen Führungskräfte vorgehen: mitarbeiterorientiert (oder „beziehungsorientiert") oder aufgabenorientiert. Zentrale Erkenntnis der Studie war, dass effiziente Führungskräfte sich eher an den Mitarbeitern orientieren als ausschließlich an der Erledigung von Aufgaben.

Unter Mitarbeiterorientierung ist eine personenorientierte Führung mit Fokus auf den Bedürfnissen und Erwartungen der Geführten zu verstehen. Die Aufgabe selbst steht dabei nicht im Vordergrund, vielmehr sind das Arbeitsklima und die Mitarbeiterzufriedenheit die maßgeblichen Faktoren.

Aufgabenorientierung konzentriert sich hingegen vor allem auf die Qualität und Quantität der Arbeitsleistung, das Befinden der Mitarbeiter – denen der größtmögliche Arbeitsansatz abverlangt wird – spielt eine untergeordnete Rolle. (2)

5.4 Dimensionen der Humanzentrierung

Die Dimensionen der Humanzentrierung sind als Erfolgsfaktoren und nicht als Produktionsfaktoren zu sehen. Im Vordergrund steht dabei immer die Mitarbeiterorientierung, und zur konkreten Umsetzung dieses Ansatzes stehen verschiedene methodische Zugänge zur Verfügung. Drei davon möchte ich im Folgenden skizzieren:

Partizipative Personalentwicklung

Ausgehend von der Einsicht, dass Führungskräfte und Mitarbeiter als Träger der Unternehmenskultur diese erst zum Leben erwecken, wird die Personalentwicklung unter einem stark partizipativen („teilnehmenden") Aspekt gestaltet. Das Ziel ist, selbstständige, eigenverantwortliche und zufriedene Mitarbeiter zu beschäftigen.

Motivationsgerichtete Führung

Das Streben nach gemeinsamen, motivierenden Zielen steht im Mittelpunkt dieses Zugangs, der auf die Erfüllung von Bedürfnissen ausgerichtet ist. Da sich die Bedürfnisse beziehungsweise Ziele der Organisation oft nicht mit jenen der Mitarbeiter decken, ist es notwendig, dass Führungskräfte die Bedürfnisse der Mitarbeiter jenen der Organisation zumindest möglichst annähern. Erkennen Mitarbeiter Ziele des Unternehmens als ihre eigenen, motiviert sie das.

Kontinuierlicher Verbesserungsprozess

Dieser Ansatz verfolgt die ganzheitliche Integration der Mitarbeiter in diverse Verbesserungsprozesse, wobei die Organisation das breite Spektrum an Wissen und Erfahrung ihrer Mitarbeiter optimal ausschöpft. Letztere sollen in einem ständigen (kontinuierlichen) Prozess Verbesserungen entwickeln und umsetzen, mit denen die zu bewältigenden Arbeitsaufgaben stets noch effizienter gelöst werden können. (3) (4) (5)

5.5 Mitarbeiterpotenzial

Es liegt in der Hand der Führungskräfte, wie viel vom Potenzial ihrer Mitarbeiter sie nutzen. Der Erfolg eines Unternehmens hängt jedenfalls gleichermaßen von den Fähigkeiten der Führungskräfte wie vom „Wollen" der Mitarbeiter ab.

Die wichtigste Kunst von Führungskräften ist es also, das Verhalten der Mitarbeiter auf dem Weg zu einem bestimmten Ziel positiv zu beeinflussen, und die

Umsetzung definierter Strategien verlangt nach Führenden, deren Erfahrungen und Kenntnisse speziell auf eine bestimmte Branche ausgerichtet sind. Wenn man dabei auch noch die bereits vorhandenen Potenziale der Mitarbeiter optimal pflegt, fördert und nutzt, kann sich daraus ein nicht zu unterschätzender Wettbewerbsvorteil ergeben!

Um herauszufinden, wo denn nun die speziellen Interessen und Fähigkeiten der Mitarbeiter angesiedelt sind, ist eine Potenzialanalyse äußerst nützlich. Die dabei erhobenen Stärken können sodann gezielt gefördert und weiterentwickelt werden, zumindest aber sollte das vorhandene Potenzial erhalten werden. Dieser Gedanke muss in einem humanzentrierten Führungsprozess von Beginn an konsequent verfolgt werden. (6) (7)

5.6 Mitarbeiterentwicklung

Der nächste Schritt ist die Weiterentwicklung der fachlichen und sozialen Potenziale. Dies gelingt sehr gut im Rahmen der beruflichen Weiterbildung. Jede Führungskraft kann als Personalentwickler aktiv werden, denn in dieser Funktion hat man unmittelbar Einfluss auf das Befinden, die Motivation und das Leistungsverhalten seiner Mitarbeiter – mit allen positiven wie negativen Auswirkungen. Ihre persönlichen Erfahrungen und Kompetenzen, aber auch vorgegebene Führungsmodelle spielen dabei eine wichtige Rolle.

Ziel der Mitarbeiterentwicklung ist es, die Fähigkeiten und Kompetenzen der Mitarbeiter im Hinblick auf die Anforderungen der Organisation möglichst zu fördern. Dabei ist es wichtig, Ziele, aber auch Werte und Visionen zu vermitteln.

Die Wahl der Methoden zur Mitarbeiterentwicklung richtet sich nach den Dimensionen Persönlichkeit, Verhalten und Wissen. Je nach Bedarf kann man etwa einfache Unterweisungen, Trainee-Programme, Mentoring, Coaching, Mitarbeitergespräche, Jobrotation, Lernwerkstätten, Fachseminare oder verschiedene Angebote der Erlebnispädagogik nutzen, um den Horizont von Mitarbeitern zu erweitern.

Grundlage für eine gezielte Personalentwicklung ist der tatsächliche Bedarf, sind die gegenwärtigen Anforderungen an das Unternehmen. Noch bevor Defizite festgestellt werden, ist es sinnvoll, das zur Verfügung stehende Entwicklungspotenzial genau zu kennen. Idealerweise verfügen Mitarbeiter über ausreichende Qualifikationen, um kurzfristig auch anspruchsvollere Aufgaben erfüllen zu können. Wie bereits angedeutet, ist der anhaltende Dialog zwischen Führungskraft und Mitarbeiter von großer Bedeutung: Das Fördergespräch ist eine wesentliche Basis für weiterführende Maßnahmen. (8) (9) (10) (11)

5.7 Mitarbeiterförderung

Um Ihre Mitarbeiter systematisch zu fördern, sollten Sie zum Beispiel realistische Zielvereinbarungen treffen, Leistungsbeurteilungen abgeben, Mitarbeitergespräche führen, aber auch professionelle Angebote wie Coaching oder Mentoring in Anspruch nehmen. Solche Fördermaßnahmen können – konsequent angewendet – zu einer immateriellen Wertsteigerung des Unternehmens führen, indem die Organisation für die Bewältigung zukünftiger Herausforderungen besser gerüstet ist, da sie über höher qualifizierte Mitarbeiter verfügt.

Es stellt allerdings einen wichtigen Unterschied dar, ob Sie einen Mitarbeiter bloß nach den Bedürfnissen des Unternehmens weiterbilden (personenbezogene Qualifizierungsmaßnahme) oder ob Sie tatsächlich Mitarbeiterförderung betreiben – also die Bedürfnisse des Mitarbeiters in den Mittelpunkt stellen. Gerade in Sozialbetrieben sind die Wünsche nach Selbstentfaltung und Weiterentwicklung besonders groß. Mit den Führungsinstrumenten Mitarbeitergespräch, Personalbeurteilung, Potenzialanalyse oder Zielvereinbarung können Sie maßgeschneiderte Möglichkeiten herausfinden, Humanzentrierung sowohl im Sinne Ihres Unternehmens als auch im Sinne Ihrer Mitarbeiter zu gestalten. (8) (11) (12) (14)

5.8 Zielarbeit

Ein Ziel, das Sie sich selbst oder Ihren Mitarbeitern setzen, muss klar definiert und konkret beschrieben werden, damit aus Gedanken Handlungen werden – und natürlich muss das Ziel grundsätzlich erreichbar sein, damit Handlungen nicht zu richtungslosen Irrläufern werden. Damit meine ich nicht, dass Sie sich nur noch Ziele setzen sollen, die Sie ohne große Anstrengung erreichen können. Auch wenn die Chance auf Realisierbarkeit noch so klein ist – dieser Faktor lässt Wünsche, Hoffnungen und Vorsätze eine konkrete Richtung annehmen.

Zielfindung

Bei der Zielfindung geht es nun wirklich ins Detail: Was genau möchten Sie erreichen? Was schließt das mit ein, was gehört nicht mehr dazu? Verschaffen Sie sich darüber exakt Klarheit, und am besten tun Sie das schriftlich.

Zieldefinition

Das Aufschreiben von Zielen ist ein wichtiger Schritt in Richtung Realisierung. Nur besonders zielorientierte Menschen – und von denen gibt es nur sehr wenige – können auf die schriftliche Formulierung von Zielen verzichten. Ein guter Trick: Achten Sie darauf, dass Sie Ihre Ziele „SMART" formulieren – was das bedeutet, erfahren Sie gleich!

Ziele „SMART" formulieren

Ihre Ziele sind idealerweise:

- **S**pezifisch, konkret und beeinflussbar
- **M**essbar (quantitativ und qualitativ)
- **A**nspruchsvoll, akzeptiert, aktionsorientiert
- **R**ealistisch, erreichbar und relevant
- **T**erminiert, zeitlich festgelegt

Spezifisch

Oft geraten wir in Versuchung, Ziele nicht zu genau zu formulieren, um uns nicht allzu sehr festzulegen. Wir ahnen bereits, dass wir uns damit unter Umständen „lästige" Reflexionen darüber ersparen, warum ein Ziel nicht umgesetzt werden konnte. Sicherlich kann man sich auch mit Scheinerfolgen beruhigen, aber ein Ziel ist kein vager Wunsch: Ein spezifisches Ziel ist konkret, eindeutig und präzise formuliert, es lässt keinen Spielraum für (nachträgliche) Interpretationen. Formulieren Sie Ziele stets positiv.

Messbar

Wenn ein Ziel spezifisch formuliert ist, kann es auch gemessen werden. Erfordert das Erreichen eines Zieles mehr Zeit, müssen Meilensteine eingeplant werden, um das große Ziel in leichter fassbare Teilziele zu zerlegen. Mithilfe von messbaren Parametern können Sie nun feststellen, ob Sie ein Ziel erreicht haben oder ihm zumindest über Meilensteine deutlich näher gekommen sind. Quantitative Ziele sind leichter messbarer als qualitative.

Anspruchsvoll, akzeptiert, aktionsorientiert

Das bedeutet, dass das Ziel zumindest niemandes persönlichen Ziel- und Wertvorstellungen widerspricht. Das A in „SMART“ verweist auch auf den Aktionsplan: Was ist zu tun, um das Ziel zu erreichen? Auch hier gilt: schriftlich und positiv formulieren! Es geht nicht darum, was Sie nicht tun oder vermeiden sollen, sondern welche Schritte Sie dem Ziel näher bringen. Das kann eine bestimmte Qualifizierung ebenso sein wie das schrittweise Akquirieren bestimmter Aufträge zum Aufbau einer konkreten Kompetenz.

Realistisch

Sie können und sollen sich durchaus hohe Ziele stecken, aber Sie sollten sich und Ihre Mitarbeiter nicht überfordern. Ist ein Ziel realistisch gesehen unerreichbar, ist Frustration vorprogrammiert. Nur wenn ein Ziel mit den verfügbaren Ressourcen prinzipiell erreicht werden kann, ist es realistisch. Der Aktionsplan ist notwendig, um dies zu beurteilen.

Terminierbar

Klare Zeitangaben mit Zwischenterminen sind unerlässlich für die Zielformulierung. Legen Sie fest, bis wann welches Teilziel erreicht ist.

Ziele „SMART“ zu definieren hilft, Abweichungen rechtzeitig festzustellen, und es unterstützt Sie bei einer strukturierten Reflexion von Fehlentwicklungen. Das schrittweise Zerlegen in Aktionsschritte und Meilensteine erleichtert das Herausfiltern jener Faktoren, die nicht zum gewünschten Erfolg beigetragen haben, und schützt vor Überforderung.

Zielplanung

Nun können Sie mit Ihrer Planung beginnen: Erstellen Sie eine Übersicht, was Sie wie, in welcher Form und in welcher Reihenfolge tun müssen, um Ihr Ziel zu erreichen. Dabei wird auch sichtbar, wie viele Ressourcen als Pufferzeiten zur Verfügung stehen.

5.9 Motivierende Ziele

Als Ziele formulierte Aufgaben werden von Mitarbeitern dann akzeptiert, wenn sie deren Sinn erkennen und die geforderten Tätigkeiten auch als für sie selbst sinnvoll wahrnehmen. Wenn Ihre Mitarbeiter in den von Ihnen vorgegebenen Zielen auch ihre eigenen Ziele wiedererkennen, sind sie motiviert! Das Leistungsziel nimmt also wesentlichen Einfluss auf die Leistungsbereitschaft von Mitarbeitern – und auch die Führungskraft steht hierbei in der Verantwortung.

Mitarbeiter stellen sich auch die Frage, für welche Ziele sie persönlich verantwortlich sind, auf welche Aspekte eines Gesamtziels sie selbst Einfluss nehmen können. Nicht zuletzt sind auch für die sozialen Beziehungen innerhalb eines Unternehmens Zielvorgaben wichtig. Aus diesem Grund sind Führungskräfte gefordert, die zwischenmenschliche Dimension in ihrem Verantwortungsbereich bewusst und zielorientiert zu gestalten – das betrifft auch den eigenen Führungsstil. Nicht zuletzt sei angemerkt, dass Motivation bezogen auf bestimmte Ziele stets auch abhängig von persönlichen Grundhaltungen ist, die sich naturgemäß auch auf beruflicher Ebene widerspiegeln. Eine aufmerksame Steuerung mit klaren, individuell sinnvollen Zielvorgaben gibt Führungskräften die Möglichkeit, Humanzentrierung auf verschiedenen Ebenen zu leben. (14) (15) (16) (17) (18) (19)

5.10 Motivation – Motivierung

Die Bedeutung des Wortes Motivation ist im anglo-amerikanischen Raum sehr klar, bei der Übertragung ins Deutsche treten allerdings begriffliche Unschärfen auf. Im Wesentlichen zielt der Begriff auf die Beweggründe eines Verhaltens ab, auf das „Warum?“ Wie auch immer man Motivation definieren mag, es betrifft immer die Fragen „Warum verhält sich ein Mensch auf eine bestimmte Art?“, „Was treibt uns an, etwas zu tun?“, „Warum handle ich so und nicht anders?“

Das ist Motivation

Der Begriff Motivation bezeichnet das auf emotionaler und neuronaler Aktivität beruhende Streben nach Zielen oder gewünschten Zielobjekten und ist somit eine Art Antriebskraft im menschlichen Verhalten. Die Aktivitäten eines Menschen werden meist von seinen Bedürfnissen und Motivationen geprägt. Neben den Grundbedürfnissen, die durch Triebe realisiert werden, gibt es auch eine Reihe von sozialen Bedürfnissen. Der Antrieb und die Energie zur Befriedigung dieser sozialen Bedürfnisse werden durch Motivation hergestellt.

Motivation ist der entscheidende „Motor“, der uns zu einer bestimmten Handlung bewegt.

Extrinsische und intrinsische Motivation

„Intrinsische Motivation" bezeichnet das Bestreben, etwas um seiner selbst willen zu tun, weil es einfach Spaß macht, Interessen befriedigt oder eine Herausforderung darstellt. Bei der „extrinsischen Motivation" steht dagegen der Wunsch im Vordergrund, bestimmte Leistungen zu erbringen, weil man sich davon einen Vorteil (Belohnung) verspricht oder Nachteile (Bestrafung) vermeiden möchte. (17) (20) (21) (22)

5.11 Motivationsansätze

Ohne an dieser Stelle theoretische Ansätze im Detail zu kommentieren oder vielleicht infrage zu stellen, möchte ich drei aus meiner Sicht wesentliche Ansätze aufzeigen und ein Bewusstsein für einen komplexen Kreislauf schaffen:

Die übergeordnete Motivation

Mitarbeiter können von außen motiviert werden, indem Unternehmen in Form von Öffentlichkeitsarbeit die Leistungen ihrer Teams regelmäßig aufzeigen. Dabei sollte die größte Wertschätzung und Anerkennung auf ein gut sichtbares Podest gestellt und deutlich wahrgenommen werden.

Die direkte Motivation

Von ihren Führungskräften sollten Mitarbeiter in verschiedenen Gesprächen, zum Beispiel in Dienstbesprechungen, Einzelgesprächen, Orientierungsgesprächen usw., regelmäßig Rückmeldungen bekommen, in denen die situationsbezogene und personenbezogene Motivation thematisiert wird.

Die Eigenmotivation

Ein unerlässlicher Faktor des Motivationskreislaufes ist die Eigenmotivation, zu der Führungskräfte ihre Mitarbeiter gezielt anleiten sollten. Das beginnt natürlich bei der Führungskraft selbst, denn nur wer selbst motiviert ist, kann auch andere motivieren. Das Besondere dabei ist: Einmal begonnene und funktionierende Eigenmotivation wird sehr schnell zu einem „Selbstläufer". Die Mitarbeiter werden zu Multiplikatoren, sie motivieren sich selbst sowie gegenseitig innerhalb des Teams.

Ich habe das Bild des Kreislaufs gewählt, da sich sehr häufig zeigt, dass ein derartiges System nur gut läuft, wenn es rund und geschlossen ist. Alle Elemente müssen gut aufeinander abgestimmt sein, um zu funktionieren.

5.12 Die Bedeutung von Eigenmotivation

Eigenmotivation heißt, für uns selbst Handlungsbereitschaft und Motivation herzustellen. Wenn jemand hoch motiviert auf etwas hinarbeitet, seine Kräfte mobilisiert, um etwas zu erreichen, und sich durch nichts davon abbringen lässt, nur noch sein Ziel vor Augen hat – dann liegt eine gute Eigenmotivation vor. Jeder Mensch ist grundsätzlich motiviert, wenn er den Wunsch hat, etwas zu gestalten, etwas Neues zu tun und entsprechend zu handeln! (23)

5.13 Die Wirkung von Motivation

Motivierende Führung erfordert ein hohes Maß an Koordination, Aufgabenvernetzung und Kommunikation. Es geht darum, die Handlungen in Organisationen so zu steuern, dass definierte Ziele erreicht werden können – und zwar auch im Sinne einer „Selbststeuerung" der Mitarbeiter. Achten Sie darauf, Informationen so oft wie möglich bezogen auf ein bestimmtes Ziel weiterzugeben. Das motiviert Ihre Mitarbeiter, weil sie auf diesem Weg erkennen, dass die Ziele des Unternehmens sich sehr oft mit ihren persönlichen Zielen decken. So stellen sich immer wieder Erfolgserlebnisse ein, die das Selbstbewusstsein jedes einzelnen Mitarbeiters steigern. Mit dieser angeleiteten Selbstmotivation können Führungskräfte jeden Tag Humanzentrierung leben, sofern auch die Organisation insgesamt dies möchte und die internen Führungssysteme darauf ausgerichtet sind. (24)

5.14 Motivation und Führung

In motivationsorientierten Führungsbeziehungen werden auch Handlungen und Wahrnehmungen, Gedanken und Emotionen berücksichtigt. All das kann nutzbar gemacht werden, damit Ziele erreicht werden, während Unerwünschtes unterbleibt. Die bewusste gegenseitige Wahrnehmung ist eine wichtige Grundlage dafür.

Mitarbeiter benötigen konsequente motivierende Unterstützung durch ihre Führungskräfte, um auch im individuellen Interesse Ziele zu erreichen – die Summe der Leistungen innerhalb einer Organisation dient der Erreichung der Gesamtziele. Orientiert sich die aktive Motivation an den Voraussetzungen der Mitarbeiter und wird die gegenseitige Wahrnehmung innerhalb der Führungsbeziehung gestärkt, ist eine gute Grundlage für Humanzentrierung gegeben. (11)

5.15 Motivation in sozialen Organisationen

Speziell in sozialen Organisationen kann man durch bewusste Mitarbeiterorientierung und -motivation Mitarbeiter langfristig binden. Doch auch eine gute Bindung zwischen Mitarbeiter und Führungskraft kann im Einzelfall eine „innere Kündigung" nicht verhindern. Aufmerksamkeit, Verständnis und Anerkennung können hier frühzeitig gegensteuern – diese drei Aspekte sind gleichzeitig grundlegend für humanzentrierte Führungssysteme.

Besonders Pflegepersonen können erfolgreich motiviert werden, indem man sie beim Suchen und Finden des Sinngehalts ihrer Tätigkeit unterstützt. Sehr oft decken sich motivierende „Sinnbedürfnisse" des Personals über weite Strecken mit den Zielen einer Organisation, wobei extrinsische von intrinsischer Motivation häufig schwer zu unterscheiden ist. Eine zu starke intrinsische Motivation hat auch Schattenseiten und kann zum „Ausbrennen" einzelner Mitarbeiter führen. (14) (25)

Tipps und Empfehlungen

- ➔ Beschäftigen Sie sich mit den Fördermethoden der Humanzentrierung.
- ➔ Analysieren Sie das Mitarbeiterpotenzial in Ihrem Verantwortungsbereich und nutzen Sie es im Sinne Ihres Unternehmens.
- ➔ Formulieren Sie erreichbare Ziele („SMART") und planen Sie deren Realisierung.
- ➔ Erklären Sie Ihren Mitarbeitern den Sinn der gesetzten Ziele.
- ➔ Definieren Sie Motivationsansätze für Ihr Team.
- ➔ Seien Sie ein Vorbild in Bezug auf Ihre Eigenmotivation.
- ➔ Geben Sie dem Faktor Motivation einen zentralen Platz in Ihrer Führungsstrategie.

5.16 Erfahrungsberichte

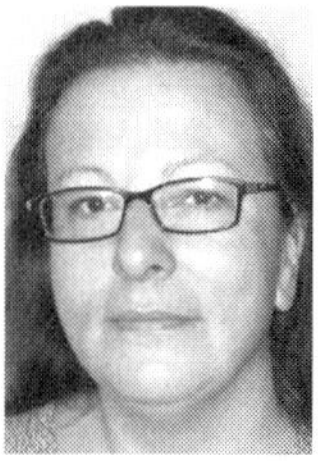

Ulrike Koller: Was gibt es da zu lachen? – Über Humor im Managementbereich

„Man soll alle Dinge möglichst wichtig, aber keines völlig ernst nehmen!“ (Arthur Schnitzler)

Schon einmal etwas von Gelotologie gehört? Wenn nicht, dann vermutlich deshalb, weil Gelotologie nicht unbedingt eine Wissenschaft ist, die uns regelmäßig mit neuen Erkenntnissen zum Staunen bringt oder mit aufsehenerregenden Experimenten den Mund offenstehen lässt. Und doch nutzen wir jeden Tag die wesentlichen Bestandteile dieser Lehre: Gelotologie beschäftigt sich mit den Auswirkungen des Lachens und den damit verbundenen körperlichen und psychischen Aspekten. Lachen weckt den Arzt in uns: Es bringt mehr Sauerstoff ins Gehirn, es fördert die Produktion von Glücksbotenstoffen und erhöht die Ausschüttung von Adrenalin, aber auch von Cortisol, was den Stresspegel reduziert, und nicht zuletzt bringt es uns erholsamen Schlaf. Lachen fördert, bedingt durch eine „Massage“ des Magen-Darm-Trakts, sogar die Verdauung, es aktiviert den Kreislauf und die Immunabwehr. Bei diesen vielen positiven Auswirkungen des Lachens kann man sich zu Recht die Frage stellen: Warum tun wir es nicht öfter – vor allem am Arbeitsplatz, an dem wir einen nicht unbeträchtlichen Teil unserer Lebenszeit verbringen?

Humor in Betrieben und Organisationen lässt sich nicht verordnen. Dort, wo die Kultur eines Unternehmens weder Humor noch Heiterkeit zulässt, helfen auch keine organisierten Fortbildungsveranstaltungen. Die Veranlagung dafür ist allerdings in jedem Menschen vorhanden, und genau diese Ressourcen sollte man nutzen. Keine Sorge – es geht nicht darum, möglichst viele Witze aus dem Hut zu zaubern und sich über deren bestmögliche Präsentation Gedanken zu machen. Vielmehr geht es darum, den Mitarbeitern mit einem Lächeln und mit Humor zu begegnen.

Der Anfang ist nicht schwer: Ein Vorgesetzter, der über sich selbst lachen kann, ist die beste Voraussetzung. Auch Mut zur Selbstironie ist notwendig, denn selbstironische Menschen wissen um ihre Schwächen und gehen belustigt mit ihren „dunklen" Seiten um. Die Mitarbeiter in Ihrer Organisation orientieren sich in ihrem Verhalten an Ihnen. Humor wird niemals Ihr einziges Führungsinstrument sein, aber er zählt gemeinsam mit Geduld und Respekt zu den tragenden Säulen eines erfolgreichen Führungsstils, um Motivation zu steigern und die Arbeitswelt lebenswert zu machen.

Allerdings gibt es keine Empfehlung auf Rezept ohne Nebenwirkungen: Witze können auch verletzend oder sogar beleidigend wirken – die Grenzen sind fließend. Was dem einem zu weit geht, empfindet ein anderer als harmlos. Ob etwas humorvoll, ironisch, sarkastisch oder gar verletzend wirkt, hängt immer vom subjektiven Empfinden Ihres Gegenübers ab. Achten Sie deswegen besonders darauf, wie Ihre Bemerkungen bei Ihrem Gegenüber ankommen!

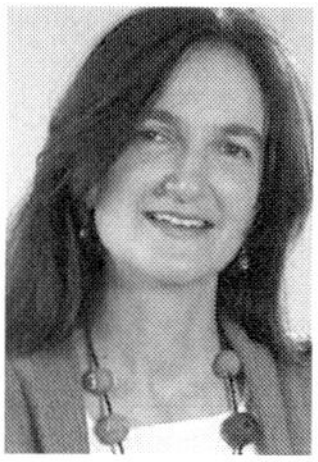

Claudia Michalica-Zottl: Die Integration soziokultureller Identität und ethischer Grundhaltung von Menschen anderer Kulturgemeinschaften in die Pflegeausbildung

„Unsere größte Sorge ist bald diese, dass niemand von dem rede, was wir bedürfen, dass niemand das schildere, was wir sind. Und niemand das glaube, was uns fehlt!" Johann Heinrich Pestalozzis Worte aus dem Jahr 1811 bringen – wenngleich aus einem anderen Kontext stammend – etwas Wesentliches zum Ausdruck: die Sorge, dass Pflegepersonen nicht in der Lage sind, die Bedürfnisse der Patienten zu erkennen, deren Ausdrucksweisen zu decodieren und ihr Pflegeverhalten danach auszurichten.

Als Leiterin eines Pflegehilfelehrgangs zählt es zu meinen Aufgaben, die Eignung aller Bewerber, die diesen Beruf erlernen wollen, nach dem Gesundheits- und Krankenpflegegesetz festzustellen. Zu dieser Eignung zählen auch ausreichende Kenntnisse der deutschen Sprache in Wort und Schrift. In den letzten zehn Jahren konnte ich beobachten, dass die Bewerbergruppe in Bezug auf das soziale Merkmal des Migrationshintergrundes zunehmend inhomogen wurde. Mittlerweile haben 85 % unserer Auszubildenden eine nichtdeutsche Muttersprache. Menschen mit Migrationshintergrund streben vermehrt in soziale Berufe, weil pflegerische Aufgaben aus dem familiären Kontext bekannt sind und diese Berufe Zukunftssicherheit versprechen. Dies führt zu wichtigen Fragen: Wie lernt man zu unterscheiden, ob es sich bei einem als „fremd" wahrgenommenen Verhalten (zum Beispiel Begrüßung per Handkuss) nur um eine individuelle Verhaltensweise handelt oder ob sie für eine Kulturgemeinschaft charakteristisch ist? Um solche Situationen angemessen beurteilen zu können, braucht es spezielles Wissen über andere Kulturen sowie interkulturelle und – ganz grundlegend – emotionale Kompetenz. An den Schnittstellen dieser Fähigkeiten kann man eine idealtypische Konstellation für zukünftige Pflegepersonen verorten, denn sowohl die Pflegeteams als auch die Gruppe der Patienten werden zunehmend multikulturell geprägt sein. Interkulturelle und ethische Sensibilisierung werden nicht zuletzt aufgrund dieser gesellschaftlichen Tendenz in der Ausbildung der angehenden Pflegehelfer aktiv gefördert.

Im Pflegealltag treffen Menschen, in deren ursprünglicher Kulturgemeinschaft Schmerz lautstark zum Ausdruck gebracht wird, auf andere, die zeit ihres Lebens „die Zähne zusammenbeißen“ mussten. Wir pflegen Patienten, denen die linke Hand als Tabuzone gilt, weswegen mit ihr keine Nahrung angeboten werden darf, ebenso wie Menschen, die nur von Pflegepersonen des gleichen Geschlechts gewaschen werden dürfen oder Krankheit als Bestimmung, Strafe oder Prüfung sehen. Wie begegnen wir dieser Realität in der Ausbildung?

Die Vermittlung kulturspezifischer Handlungsabläufe erfolgt vor allem durch das Sichtbarmachen derselben. Die Auszubildenden lernen voneinander, indem sie ausgehend von den Spezifika ihrer eigenen Kultur überlegen, wie jene im Alltag berücksichtigt werden können. Oft genügt bereits der gute Wille, um kulturell bedingte Konflikte zu vermeiden. So kann beispielsweise ein gemeinsames Ritual dem Bedürfnis Rechnung tragen, sich vor dem Essen die Hände zu reinigen.

In einer dualen Ausbildungsform, wie wir sie in der Betreuungs- und Pflegeausbildung vorfinden, gehen wir davon aus, dass die Auszubildenden in den Einrichtungen, in denen ihre fachpraktische Ausbildung stattfindet, nach bestem Wissen und Gewissen angeleitet werden. Dabei erleben die Auszubildenden auch die ethische Haltung der agierenden Pflegepersonen in den verschiedenen Einrichtungen – sei es in der Interaktion mit Praktikanten, innerhalb des Teams oder im Umgang mit Patienten und Bewohnern. Oft wollen sich Auszubildende über ihre Beobachtungen austauschen, denn nicht selten widerspricht das Erlebte den individuellen Vorstellungen.

Nicht zuletzt deshalb ermöglicht das Ausbildungsteam den angehenden Pflegekräften, ihre Erfahrungen zu reflektieren und für bisweilen Irritierendes Ausdrücke zu finden. Ich bin der Ansicht, dass Sprachkompetenz alleine nicht ausreicht für den täglichen Umgang mit hochbetagten, kranken Menschen. Vielmehr benötigen wir Modelle zum Aufbau soziokultureller Kompetenz für alle Berufsgruppen in Krankenanstalten und Pflegeeinrichtungen. Von besonderer Bedeutung ist es, Mitarbeiter in einen laufenden Dialog zu bringen, um ihnen die Möglichkeit zu geben, auch unter Berücksichtigung kultureller Bedürfnisse voneinander zu lernen.

6 Teamarbeit

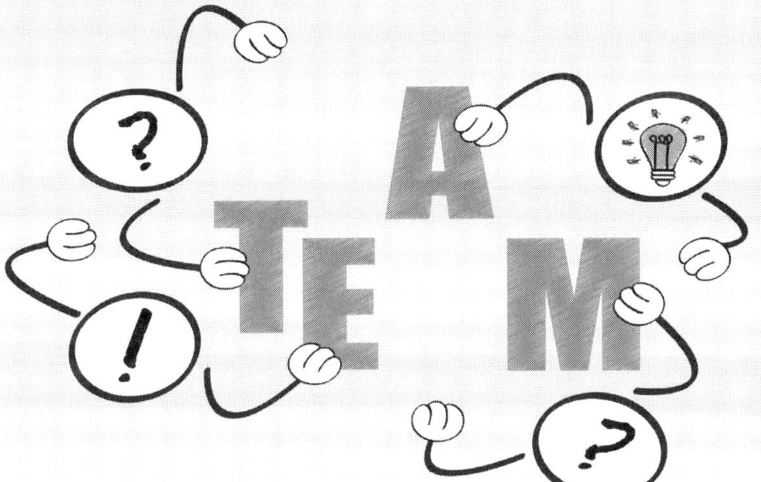

Teambildung setzt Teamentwicklung voraus. Meist beginnt man zuerst zu arbeiten, erkennt dann auftretende Probleme und versucht, diesen entgegenzuwirken. Ein Team erst an diesem Punkt – also zeitversetzt – bewusst zu bilden, ist eine Kunst, die eine kontinuierliche Arbeit der Führungskräfte voraussetzt. Denn Teamentwicklung ist kein einmaliger Vorgang, sondern eine Maßnahme, die laufend gesteuert werden muss.

Die Aktivitäten eines Menschen werden meist von seinen Bedürfnissen bestimmt. Neben den Grundbedürfnissen, die mit Trieben verknüpft sind, gibt es auch eine Reihe von sozialen Bedürfnissen. Den Antrieb und die Energie zur Befriedigung all dieser Bedürfnisse schöpfen wir aus verschiedenen Motivationsquellen, und im Zuge der Teambildung nutzt man gleichermaßen kognitive, emotionale, körperliche und spirituelle Ressourcen, was Lösungen mit besonders großer Qualität ermöglicht. Ergänzt wird all das durch die Herzstücke jeder erfolgreichen Arbeit: Intuition, Klarheit, Wertschätzung und systematisches Vorgehen.

Die Prozesse der Teambildung und -entwicklung sind also wesentlich komplexer als ein klassisch verstandenes Training. Zu beachten sind insbesondere:

- → der Kontext des Teams,
- → die Teamvision („Wer wollen wir sein?"),

- die Kernkompetenzen des Teams und seiner Mitglieder,
- die Aufgabenteilung und Aufgabenzusammenführung,
- das Schöpfen von Energie und Kraft,
- die Entfaltung der Qualität,
- Dialog und Kommunikation sowie
- Wertschöpfung und Wertschätzung.

6.1 Teamentwicklung

Viele Teams nutzen das Potenzial, das in ihnen steckt, zu wenig. Nicht selten gibt es markante Defizite in Bezug auf Motivation und Leistung, an die sich Gruppen allerdings gewöhnt haben. Andere Teams werden durch Konflikte oder Blockaden gebremst oder es ist unklar, wie die Arbeitsorganisation strukturiert ist. Immer wieder löst auch die Führungskraft Widerstände im Team aus. Oft stehen Gruppen aber schlichtweg auch erst am Anfang ihrer Zusammenarbeit, das heißt das Team bildet sich erst oder es wird eine neue Führungskraft ernannt, was sich ebenfalls deutlich auswirkt. Manche Teams arbeiten gut, wollen jedoch ihren Zusammenhalt und ihre Produktivität für die Zukunft absichern oder möchten eine neue Art der Kooperation einführen. In solchen Krisen- beziehungsweise Übergangsphasen ist es wichtig, bewusste Teamentwicklung zu leisten.

6.2 Fachlicher Ansatz

In der Teamentwicklung geht es darum, Gruppen in ihrer Gesamtheit zu stärken, damit sie ihre Aufgaben in der Organisation besser erfüllen oder sich besser positionieren können. Auf diesem Weg kann das Team mit strukturiertem und methodischem Vorgehen begleitet werden, das die Zusammenhänge eines Problems sichtbar macht und lösungsorientierte Handlungsoptionen eröffnet.

Teamentwicklung hilft Gruppen dabei, ihre gemeinsame Gangart zu verbessern – und sie kann einiges in Bewegung bringen: die Chance, neue Sichtweisen zu erschließen, blinde Flecken zu erkennen und die individuellen und gemeinsamen Handlungsmuster zu erweitern. Dies erfolgt in einem geschützten Rahmen, in dem die Erfahrungen und Kompetenzen aller für die weitere Kursbestimmung wertgeschätzt und fruchtbar gemacht werden. Diese Herangehensweise setzt vor allem einen Prozess der gegenseitigen Beratung im Team in Gang: Das Team lernt zu lernen!

6.3 Potenzial und Grenzen von Teamarbeit

Die Vorteile der Teamarbeit liegen klar auf der Hand: Durch ihre Zusammenstellung und durch den verliehenen Handlungsspielraum können Teams schnell reagieren und innovative Ideen und Lösungen schaffen, die einzelne Teammitglieder in dieser Form alleine kaum leisten könnten. Synergieeffekte werden durch das Bündeln unterschiedlicher Fachkompetenzen zur Erreichung eines gemeinsamen Ziels genutzt.

Teamarbeit hat jedoch ihre Grenzen: Da auch ein Team eine gewisse Vorlaufzeit und Erfahrung benötigt, kann es in manchen Situationen einen rascheren Ablauf gewährleisten, sich mit einer herkömmlichen Arbeitsgemeinschaft zu begnügen. Die enge Zusammenarbeit unter einem nicht zu unterschätzenden Leistungsdruck – sowohl dem selbst auferlegten als auch dem von außen kommenden – kann außerdem enormes Konfliktpotenzial bei den Teammitgliedern zutage fördern. Sind die Konflikte zu stark oder werden dabei der „Stimmung" in der Gruppe wegen Kompromisslösungen erzielt, so verliert das Team an Leistungsfähigkeit. (1)

6.4 Die Phasen der Teamentwicklung in der Praxis

Wenn sich Teams neu bilden, kann man in mehr oder weniger intensiver Ausprägung vier grobe Phasen beschreiben. Egal, ob es sich dabei um ein neu zusammengesetztes Team, eine neue Abteilung oder diverse Projektgruppen handelt – in all diesen Fällen zeigt sich ein strukturierter Verlauf, der von zunehmendem Zusammenhalt und wachsender Leistungsfähigkeit als Gruppe gekennzeichnet ist.

Oft durchlaufen Teams die beschriebenen Phasen mehrfach. Wenn ein Team die sogenannte Performing-Phase erreicht hat, kann der Ablauf durch einschneidende Veränderungen wieder neu in Gang gesetzt werden. Dies ist fast immer dann der Fall, wenn Teammitglieder ausscheiden oder neue hinzukommen. Auch bei einer gravierenden Veränderung der Aufgaben (zum Beispiel durch ein neues Projekt, eine Veränderung der Strategie, eine neue Ausrichtung zum Markt) wird dieser Entwicklungsprozess häufig wieder neu beschritten. (2)

Teamphasen nach Tuckman

Die Abfolge dieser Phasen sollte von der Führungskraft beachtet und gestaltet werden: (3) (4)

***Forming** – Einstiegs- und Findungsphase (Kontakt)*

Die erste Phase ist durch Unsicherheit und Verwirrung gekennzeichnet. Es geht zunächst darum, dass die Teammitglieder sich miteinander bekannt machen und ihre Zugehörigkeit zur Gruppe absichern. Erste Ziele und Regeln werden definiert und die Gruppe wendet sich langsam der Aufgabe zu, doch die Beziehungen der Teammitglieder untereinander sind noch unklar.

***Storming** – Auseinandersetzungs- und Streitphase (Konflikt)*

In dieser zweiten Phase kommt es häufig zu Unstimmigkeiten über Prioritätensetzungen, vor allem, wenn die Teammitglieder verschiedene Ziele verfolgen. Es kommt zu Machtkämpfen um die Führungsrolle und den Status in der Gruppe – dadurch entstehen Spannungen zwischen den Teammitgliedern. Die Beziehungen sind eher konfliktbeladen, im schlimmsten Fall sogar feindselig, doch es erfolgen erste Abstimmungen über die Arbeitsorganisation. In dieser Phase ist die Leistung der Gruppe eher gering.

***Norming** – Regelungs- und Übereinkommensphase (Kontrakt)*

Nun werden Normen und Regeln diskutiert oder durch stillschweigende Übereinkunft gefunden und eingehalten. Die Teammitglieder haben ihre Rollen gefunden und es wird verstärkt kooperiert. Die Beziehungen sind harmonischer, die gegenseitige Akzeptanz steigt und das Team wendet sich verstärkt seiner Aufgabe zu.

***Performing** – Arbeits- und Leistungsphase (Kooperation)*

Nun pendelt sich die Leistung der Teammitglieder auf einer konstanten Ebene ein. Das Team handelt geschlossen und orientiert sich am gemeinsamen Ziel. Die Atmosphäre ist von Anerkennung, Akzeptanz und Wertschätzung geprägt. Die Teammitglieder arbeiten erfolgreich zusammen, Rollen können durchaus flexibel zwischen Personen wechseln. Die Mitglieder des Teams gehen offen miteinander um, kooperieren und helfen einander gegenseitig. Aus diesem Grund verläuft die Aufgabenbearbeitung erfolgreich.

***Adjourning** – Auflösungsphase*

Tuckman hat sein Phasenmodell durch diese fünfte Phase ergänzt, die nicht für alle Teams relevant ist. Das *Adjourning* bezieht sich auf jene Gruppen, die längerfristig zusammenarbeiten, doch nach Abschluss ihres Auftrags getrennte Wege gehen –

zum Beispiel Mitglieder eines Projektteams, die nach Abschluss eines Projekts in ein anderes Projektteam wechseln oder sich wieder um ihre Aufgaben aus dem Tagesgeschäft kümmern. Die Teammitglieder sind in dieser Phase häufig traurig über das bevorstehende Ende und machen sich Sorgen um die Zeit nach der Arbeit im Team. Organisationen wird empfohlen, nun eine abschließende Dokumentation über die Arbeit des Teams zu erstellen, die den anderen Mitarbeitern auch noch zu einem späteren Zeitpunkt hilft, mögliche Fehler zu finden und zu beheben oder erfolgreiche Prozesse auf andere Aufgaben zu transferieren.

Interventionsmöglichkeiten in Teamphasen

Jedes einzelne Teammitglied muss seinen Beitrag in diesem Prozess leisten. Zum einen ist es wichtig, die Teamfindung als Führungskraft grundsätzlich zu unterstützen, zum anderen können auch alle, die kritische Situationen erkennen, mit zielgerichteten Interventionen einlenken. Je nachdem, in welcher Phase sich ein Team befindet, gibt es verschiedene Möglichkeiten zur Intervention: (7)

Formierungsphase

- Gegenseitiges Kennenlernen unterstützen
- Regelmäßigen Informationsaustausch sichern
- Regelwerk für die Teamfindung initiieren
- Teamentwicklung starten
- Zielfindung einleiten

Wenn Sie das Gefühl haben, dass Ihre Kollegen ihren Platz gefunden haben, dann bringen Sie bitte gegenseitige Wertschätzung zum Ausdruck. Jeder, nicht nur Sie selbst, möchte ernst genommen werden. Suchen Sie erste Gespräche mit Ihren Kollegen und tauschen Sie sich persönlich aus.

Vielleicht gelingt es Ihnen, das Gespräch zu erweitern. Holen Sie eine dritte Person dazu oder bringen Sie gezielt andere Kollegen zusammen.

Das gesamte Team verfolgt ein gemeinsames Ziel. Was ist dieses Ziel aber genau, und wie wird es wahrgenommen? Versuchen Sie einmal, diese Frage in den Raum zu stellen, und beginnen Sie eine Diskussion.

Anfangsängste oder Unsicherheiten sind normal und verständlich. Nehmen Sie auch diese Gefühle ernst und beantworten Sie auftretende Fragen ausreichend!

Geben Sie inneren Hinderungsgründen, Widerständen und Zweifeln Raum. „Maximal verstehen" heißt nicht automatisch, auch einverstanden zu sein. Versuchen Sie nicht, die „Wahrheit der Situation" schönzufärben.

Lassen Sie sich in dieser Phase Zeit! Geben Sie Tendenzen nicht vorschnell nach, die ein „endlich anfangen!" fordern. In der Anfangsphase heißt es: Soll es schnell gehen, dann lassen Sie sich beim Formieren Zeit!

Konfliktphase

- Regelmäßig reflektieren
- Selbstlösungskompetenzen unterstützen
- Fragetechniken anwenden
- Regelmäßiger Informationsaustausch
- Gemeinsame Zielplanung

Erschrecken Sie nicht! Krisen und Konflikte sind zu erwarten – und wenn sie deutlich werden, ist das ein gutes Zeichen dafür, dass die Teamentwicklung voranschreitet! Verstärken Sie diese Tendenzen nicht absichtlich, aber heißen Sie sie willkommen, wenn sie da sind.

Lassen Sie zu, dass es unterschiedliche Meinungen gibt; das ist ganz normal. Fördern Sie persönliche Aussagen, auch wenn sie emotional sind.

„Engelszungen" sollen zurückgewiesen werden. Geben Sie den Unterschieden Raum, erlauben Sie emotionale Aussagen und fördern Sie dabei Diskussionen.

In schwerwiegenden Fällen sollten Sie konfliktregulierende Gespräche vorschlagen. Externe Berater geben fundierte Klärungshilfe und Unterstützung.

Bleiben Sie wachsam und misstrauisch, wenn es nur harmonisch zugeht und keinerlei Störungen auftreten!

Regelphase

- Motivation und Eigenmotivation fördern
- Regelmäßige Reflexionen durchführen
- Entwicklungsimpulse setzen
- Meilensteine der Zielplanung reflektieren
- Regeln und Aufgaben dokumentieren

Vereinbaren Sie mit Ihren Kollegen Ziele für eine gute Zusammenarbeit. Klären Sie Einzelheiten, die für die Erfüllung der Aufgabe wesentlich sind.

Fragen Sie bei allen Beteiligten nach und fordern Sie Beiträge jedes einzelnen Teammitglieds ein.

Unterstützen Sie den Prozess durch die Einführung von Teamritualen; diese fördern die Zusammenarbeit.

Unklarheiten in Bezug auf die Zusammenarbeit sollen sofort besprochen werden. Bringen Sie die kritischen Punkte auf den Tisch und vereinbaren Sie eine Lösung.

Schlagen Sie Regeln für die Zusammenarbeit vor. Auf diese Weise entwickeln sich Teams meist zu leistungsstarken Vorbildern.

Schaffen Sie Raum für offenes Feedback. Alles hat Platz und es tut gut, wenn Rückmeldungen ausgesprochen werden.

Arbeitsphase

- Motivation und Eigenmotivation weiter fördern
- Beratung und Coaching in Anspruch nehmen
- Leistungen anerkennen
- Weiterhin mit Zielen arbeiten

Geben Sie durch Ihre eigenen Beiträge immer wieder wichtige Impulse zur Teamarbeit und fordern Sie diese auch von Ihren Kollegen ein!

Fördern Sie das Lernen aus Situationen! Entwickeln Sie gemeinsam einen Standard für einen fortlaufenden Entwicklungsprozess.

Vertreten Sie Ihr Team und sichern Sie die gegenseitige Unterstützung durch Zusammenhalt.

Vertrauen Sie Ihren Kollegen! Haben Sie immer ein offenes Auge und Ohr für persönliche Belastungen und leisten Sie Beistand, so gut es Ihnen gelingt.

Auch Rückschritte sind möglich! Das gilt speziell bei personellen Veränderungen oder bei Verschiebungen von Arbeitsaufgaben. Versuchen Sie, mit Erfahrungen zu intervenieren.

6.5 Teamziele

Jedes Team sollte ein gemeinsames Ziel haben. Das klingt ganz einfach, aber haben auch alle Mitglieder die gleichen Interessen in Bezug auf das Ziel? Unterschiedliche Interessen sind ganz normal, dennoch sollte der Fokus auf die gemeinsamen Ziele gerichtet sein. Diese haben Begründungen, in denen sich Gemeinsamkeiten finden. Nehmen Sie sich ein wenig Zeit, gestalten Sie eine individuelle Checkliste für die Zielarbeit und beginnen Sie beispielsweise mit jenen Zielen, welche die Entwicklung Ihres Teams betreffen. Im Folgenden finden Sie ein Beispiel dafür. (5)

Hierzu finden Sie im Anhang eine Mustercheckliste als Kopiervorlage!

6.6 Interventionsmöglichkeiten für Führungskräfte

Unterstützen Sie Ihr Team durch Beratung, Begleitung und Motivation. Nehmen Sie sich regelmäßig Zeit für die Beobachtung und in weiterer Folge für die Analyse. Setzen Sie zielgerichtete Interventionen. Die einzelnen Interventionen können von Ihnen als Führungskraft multipliziert werden. Seien Sie sich Ihrer Vorbildrolle bewusst und lassen Sie auch Eigendynamik zu.

6.7 Teamfähigkeit

Wer im Team produktiv arbeiten will, benötigt ein gehöriges Maß an sozialer Kompetenz. Wir sollten uns immer darüber im Klaren sein, dass soziale Kompetenz stets mit Kommunikation verbunden ist beziehungsweise damit zum Ausdruck gebracht wird. Kommunikationsfähigkeit brauchen Sie sowohl um gemeinsame Ziele herauszuarbeiten als auch um Ergebnisse präsentieren zu können. Auch mögliche Unstimmigkeiten mit Mitarbeitern vermeiden Sie, wenn Sie aktiv kommunizieren können und konfliktfähig sind. Aber auch der Grad an Harmonie, der in einem Team vorherrscht, bestimmt die Qualität der Zusammenarbeit wesentlich mit – und auch um Harmonie herstellen zu können, ist soziale Kompetenz wichtig.

Es gibt unterschiedliche Möglichkeiten, soziale Kompetenz zu beschreiben. Ich möchte an dieser Stelle vier zentrale Eigenschaften nennen, die in diesem Zusammenhang wichtig sind: (6)

Kooperationsbereitschaft

Soziale Kompetenz bedeutet, mit anderen zusammenarbeiten zu können und bereit zu sein, einander bei Bedarf gegenseitig zu unterstützen.

Empathie

Sozial kompetente Menschen haben die Fähigkeit, Gefühle und Beweggründe anderer Menschen zu erkennen und einfühlsam zu handeln.

Anpassungsfähigkeit

Die Bereitschaft, Mehrheitsentscheidungen der Gruppe zu akzeptieren, ist ebenfalls eine wichtige „Kenngröße" von sozialer Kompetenz.

Durchsetzungsfähigkeit

Auch wenn Harmonie sehr wichtig ist, sollten auch Ihre eigenen Meinungen und Bedürfnisse nicht zu kurz kommen. Ihre Bereitschaft, einen Standpunkt durchzusetzen, ist ebenso wichtig wie das Verständnis dafür, wenn ein Kompromiss die bessere Lösung ist.

6.8 Motivation im Team

Was hier beschrieben wird, kann Sie auf einem Stück Ihres Weges zum Erfolg begleiten – aber Sie können nicht alles alleine erreichen. Führungskräfte sind ebenfalls Teile eines Teams, das gemeinsam eine Aufgabe zu bewältigen hat oder sich einer Herausforderung stellen muss. Es zählt nicht nur der Umgang mit uns selbst, sondern auch die Art, wie wir mit anderen umgehen.

Fast alle Maßnahmen rund um die Eigenmotivation lassen sich auch in Ihrem Umgang mit anderen umsetzen, oder besser gesagt: Sie können in die Motivation eines Mitarbeiters investieren und werden nach gewisser Zeit auch Motivation zurückbekommen.

Machen Sie zum Beispiel den Versuch und motivieren Sie einen Mitarbeiter, von dem Sie glauben, dass es ihm jetzt gerade gut tut. Er wird sich kurzfristig wundern, aber es wird ihm gefallen. Beschreiben Sie ihm ein Gefühl oder motivieren Sie ihn mit bildhafter Sprache. Sie werden herausfinden, dass Sie damit viel gezielter kommunizieren können und dass auch bei Ihrem Mitarbeiter gedankliche Bilder entstehen. In der Folge wird der ganze Körper diese Bilder durch eine positive Haltung zum Ausdruck bringen. Das wiederum werden andere Mitarbeiter sehen und sich möglicherweise danach ausrichten. Es wird nicht lange dauern, bis Ihre Mitarbeiter einen eigenen Versuch starten, weitere Kollegen zu motivieren – so entsteht eine Kettenreaktion und der positive Kreislauf beginnt. In einem gut funktionierenden Team sollte jedes einzelne Teammitglied seinen Beitrag dazu leisten, dann entsteht durch die Multiplikation eine sehr starke Dynamik.

Tipps und Empfehlungen

- Analysieren Sie in der Ausgangslage das Potenzial Ihres Teams.
- Verschaffen Sie sich ein Bild von den verschiedenen Teamphasen.
- Bereiten Sie mögliche individuelle Interventionen für Ihr Team vor.
- Unterstützen Sie Ihr Team durch Beratung, Begleitung und Motivation.
- Vereinbaren Sie mit Ihrem Team ein eigenes Teamziel.

6.9 Erfahrungsbericht

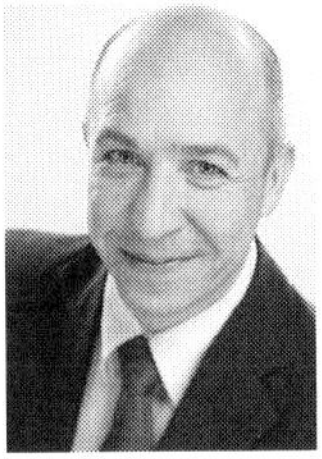

Johannes Josef Mandl: Die Führungskraft als erster Teamentwickler

Führungskräfte haben nicht nur die Aufgabe, strukturell-rationale Führungsinterventionen einzubringen, um bestimmte Ziele zu erreichen, sondern vielmehr haben sie meiner Meinung nach auch das sozial-aktive Zusammenarbeiten der Teams zielgerichtet zu entwickeln. Gerade in der Form des kooperativen Führungsstils habe ich das erfahren und empfehle daher, Mitarbeiter durch permanente Teamentwicklung konsequent zu fördern. Meiner Ansicht nach sind Führungskräfte die primären und unmittelbarsten Teamentwickler. Ja, es gibt die Möglichkeit, durch einzelne Interventionen von externen Teamcoaches professionelle Unterstützung einzuholen, aber die regelmäßige und vor allem situationsbedingte schnelle Reaktion auf neue Herausforderungen kann – respektive muss – mit entsprechenden Interventionen durch die Führungskraft erfolgen, welche sowohl die beteiligten Personen als auch die betrieblichen Rahmenbedingungen gut kennt.

Wir kennen unterschiedliche Teams: klassische Arbeitsteams oder auch Projektteams, die gemischt zusammengesetzt sind, aber auch Führungskräfteteams, die nur in speziellen Situationen beziehungsweise zu gewissen Anlässen gemeinsam arbeiten. Der Entwicklungsprozess kann im Beispiel des Führungskräfteteams aus der direkten Beteiligung der Führungskraft heraus erfolgen, kann aber auch in der Begleitung und Motivation der Teams von außen geschehen. Dieser notwendige persönliche Einsatz wird von Teams nicht immer gleich wohlwollend aufgenommen und kann mitunter auch Widerstände auslösen – lassen Sie sich davon aber nicht irritieren, denn auch das zeigt Ihnen bestimmte Potenziale auf, die es zu nutzen und zu lenken gilt! Hier braucht es nicht zuletzt Teamentwicklungsinterventionen, die handlungsorientiert auf das Ziel zusteuern und durch Ideen Lösungen schaffen.

Teams, die unter arbeitsbedingtem Leistungsdruck stehen, brauchen viel engmaschigere und kurzfristigere Interventionen als langjährig stabile Arbeitsteams. Nicht unerwähnt möchte ich lassen, dass Einzelkämpfer, die es für gewisse Aufgaben auch durchaus braucht, durch Teamentwicklungsmaßnahmen ausgebremst werden. Die Vorteile von Teamentwicklung liegen klar auf der Hand: Es wird Ihnen ein Handlungsspielraum geboten, indem Sie durch aktive Lenkung Zielorientierung erreichen.

Teil III

Informationen für den Alltag

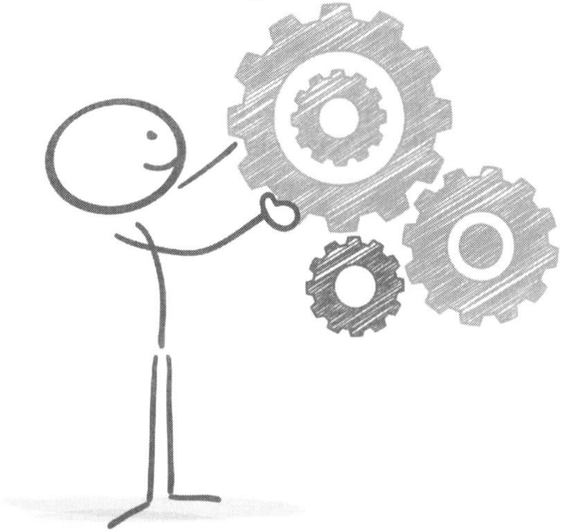

Die folgenden Kapitel dienen als inhaltliche Ergänzungen zu den Kapiteln aus Teil II. Sie sind kompakt formuliert, unterstützen Sie bei der praktischen Umsetzung Ihrer Ziele und helfen Ihnen dabei, sich zu verschiedenen Themen einen raschen Überblick zu verschaffen. Die angeführten Definitionen sind möglichst einfach gehalten und orientieren sich ebenso an der beruflichen Praxis wie die Empfehlungen, die vor allem für Ihre erste Zeit als Führungskraft wertvoll sind. Sie sind eine nützliche Orientierung, die Sie dabei unterstützen soll, Ihre Herausforderungen zu meistern und Ihre Ziele zu erreichen!

1 Reflexion durch Selbstcoaching

Als Führungskraft sollten Sie der am stärksten motivierte Mitarbeiter Ihres Unternehmens sein. Sie gehen als Vorbild mit gutem Beispiel voran, und von Ihrer Motivation profitieren nicht nur Sie selbst, sondern auch Ihre Mitarbeiter.

Reflexion gilt als Grundlage jeder Weiterentwicklung, und um diesen Prozess strukturiert voranzutreiben, möchte ich Ihnen mit dem Selbstcoaching eine praktische Methode vorstellen. Natürlich sind Ihrer Kreativität keinerlei Grenzen gesetzt und sicherlich finden Sie auf Grundlage der hier gesammelten Anregungen noch weitere Methoden, die für Sie persönlich passend sind.

1.1 Selbstcoaching – was ist das?

Coaching, also die Beratung und Begleitung durch entsprechend ausgebildete Profis, kann sehr sinnvoll sein, wenn man an seine eigenen Grenzen stößt. Doch auch Sie selbst können sich coachen – Tag für Tag! Stellen Sie sich darunter nichts Außergewöhnliches vor. Vielleicht betreiben Sie sogar schon Selbstcoaching, ohne es so zu bezeichnen. Versuchen Sie auf jeden Fall, sich ein wenig auf meine Vorschläge einzulassen – Sie werden sehen, dass Sie dabei neue Erkenntnisse gewinnen!

Selbstcoaching heißt nichts anderes, als sich und den Umgang mit sich selbst in eine ziel- und lösungsorientierte Form von Reflexion zu stellen. Und wer könnte das besser als Sie selbst? (1) (2)

1.2 Warum sollten Sie sich selbst coachen?

- Um Ihren Umgang mit sich selbst auszubauen und sich noch besser kennenzulernen.
- Um sich in Bezug auf Ihre persönlichen Eigenschaften noch mehr zu sensibilisieren.
- Um jederzeit lösungsorientierte Ansätze parat zu haben.
- Um produktive, persönliche Reflexion zu betreiben.
- Um Herausforderungen mit Freude und Motivation zu begegnen.

1.3 Selbstcoaching als Methode

Ich möchte Ihnen eine kleine Anleitung geben, wie Sie Selbstcoaching ganz einfach anwenden können. (3)

Coachingziel festlegen

Zu Beginn überlegen Sie sich, was Sie mit Ihrem Selbstcoaching überhaupt erreichen wollen. (3) Was ist Ihr genaues Ziel? Wollen Sie zum Beispiel ...

- ... eine übersichtliche Führungsstruktur?
- ... mehr motivierte Mitarbeiter?
- ... weniger Stress bei Projekten?
- ... mehr Selbstvertrauen bei Reden?
- ... selbstbestimmtere Mitarbeiter?
- ... eine bessere Delegation von Aufträgen?

Selbstcoaching – jetzt geht's los! (3)

Schritt 1

Nehmen Sie bitte ein Blatt Papier und schreiben Sie oben mit großen Buchstaben „MEIN SELBSTCOACHING“ darauf.

Hierzu finden Sie im Anhang das Übungsblatt Selbstcoaching!

Schritt 2

Nun überlegen Sie sich, was Sie erreichen möchten. Schreiben Sie auf das Blatt „Mein Coachingziel“ und darunter „Ich will …“

Lassen Sie sich ruhig Zeit, wenn Sie sich noch nicht darüber im Klaren sind, was genau Ihr Coachingziel ist. Manchmal haben wir am Anfang zwar eine vage Vorstellung, tun uns aber schwer, sie pointiert zu formulieren. Ziel des ersten Schrittes ist es, diese Vorstellung zu konkretisieren und ein möglichst genaues, erreichbares Ziel festzulegen.

Schritt 3

Als Nächstes gestalten Sie sich eine Zielmatrix, um mehr Klarheit über Ihr Ziel zu erlangen. Dafür erstellen Sie bitte eine Tabelle mit folgenden Spalten:

- Was will ich?
- Genaue Beschreibung
- Fachbereich
- Bis wann erreiche ich das?

Hierzu finden Sie im Anhang das Übungsblatt Zielmatrix!

Schritt 4

Beantworten Sie nun in den einzelnen Spalten die folgenden Fragen:

- Was will ich erreichen, verändern, tun, können oder fühlen?
- Wie kann ich das Ziel genau beschreiben?
- Welches ganz konkrete Verhalten, welches Gefühl, welche Einstellung würde zeigen, dass ich mein Coachingziel erreicht habe?
- In welchen Fachbereichen oder Situationen will ich mein Coachingziel erreichen?
- Bis wann will ich mein Coachingziel erreicht haben?

Hierzu finden Sie im Anhang ein Muster für die Zielmatrix.

Eigendialog – Lernen von sich selbst

In Ihrem Selbstcoaching-Prozess wird es immer wieder notwendig sein, mit sich selbst in einen inneren Dialog zu treten. Achten Sie dabei stets auf die Formulierung jener Fragen, die Sie sich selbst stellen. Es ist sehr wichtig, dass Sie Ihre Fragen positiv formulieren! Versuchen Sie, solche Dialoge aufzuschreiben – bei konsequenter Übung sehen Sie bald, wie wirksam das ist. Das Besondere daran ist der spezielle Lerneffekt, der sich damit einstellt.

1.4 Einfache Fragetechniken

Als Nächstes möchte ich Ihnen die gängigsten Fragetechniken mit kurzen Beispielen vorstellen. Gerade im Selbstcoaching ist es für die Vorbereitung von Vorteil, einfache, aber wirkungsvolle Fragetechniken besser zu kennen. Selbstverständlich ist es aber auch sinnvoll, anhand dieser Techniken den Umgang mit anderen zu reflektieren oder sie bewusst anzuwenden. (4)

Offene Fragen

Offene Fragen werden auch als „W-Fragen" bezeichnet und können nicht mit ja oder nein beantwortet werden. Eingeleitet werden diese Fragen mit „Wer, wie, wo, wann, warum, wie lange" etc. Man kann also nur Antworten mit konkretem Informationsgehalt erwarten:

- „Wie stehen Sie zu dieser Sache?"
- „Was ist nun die Folge?"

Geschlossene Fragen

Mit geschlossenen Fragen kann ein Sachverhalt schnell geklärt werden – auch mit ja oder nein. Mit dieser Fragetechnik bekommt man rasch viel Information – und Vielredner können damit ein wenig gebremst werden.

- „Sind Sie damit einverstanden?"
- „Haben Sie ein Ziel?"

Suggestivfragen

Diese richtungsweisende Fragetechnik hat einen manipulativen Charakter, denn sie enthält eine Art von „Antwortvorgabe". Beobachten Sie, wie Sie selbst und andere auf solche Fragen reagieren!

→ „Werden Sie also wohl zustimmen, dass ...?“

→ „Sie stimmen mir doch sicher zu, dass ...?“

Alternativfrage

Diese Art, Fragen zu stellen, schränkt Antwortmöglichkeiten bereits ein, indem Alternativen angeboten werden. Diese sollten jedoch gleichwertig sein, um das Gegenüber nicht in eine gewisse Richtung zu treiben.

→ „Beginnen wir mit Variante 1 oder mit Variante 2?“

Manche Alternativfragen entpuppen sich allerdings als Suggestivfragen. Das soll vermieden werden.

→ „Beginnen wir mit Variante 1 oder sollten wir nicht doch lieber mit Variante 2 beginnen?“

Systemische Fragen

Bei systemischen Fragen unterscheidet man zirkuläre von reflexiven Fragen. Zirkuläre Fragen beziehen sich auf Situationen innerhalb von Beziehungen, auf Deutungen und Reaktionen beteiligter Gruppen.

→ „Wie denken andere darüber?“

Reflexive Fragen werden in die Zukunft gerichtet. Die Realität wird außer Acht gelassen – man beginnt, nach neuen Perspektiven zu suchen.

→ „Wer wäre als erster davon betroffen?“

Problemorientierte Fragen

Das sind Fragen, die sich auf den Zustand eines Problems beziehen. In der Ausgangsposition beziehungsweise in der Analyse hilft das, sich ein umfassenderes Bild zu machen. Danach sollte man rasch davon Abstand nehmen und von der Problemorientierung wieder zur Lösungsorientierung übergehen.

→ „Wie erklären Sie sich das Problem?“

→ „Wie ist es dazu gekommen?“

→ „Was soll bleiben wie bisher?“

→ „Was wäre das Schlimmste, was passieren könnte?“

Lösungsorientierte Fragen

Das sind Fragen, die sich auf eine konkrete Lösung konzentrieren. In einfachen Bereichen kann man damit relativ rasch eine Lösung erzielen.

- „Was haben Sie bisher getan, um das Problem zu lösen?"
- „Wie können Sie sich in Zukunft anders verhalten?"
- „Wie hoch schätzen Sie die Chance ein, das Problem zu lösen?"
- „Wie viel Energie werden Sie dafür einsetzen?"
- „Was wäre der erste Schritt?"

Ressourcenfragen

Fragen, die die Ressourcen eines Menschen fokussieren, beziehen sich meist auf die Kraftquellen, die in uns schlummern.

- „Was gefällt Ihnen an sich selbst?"
- „Was können Sie gut?"
- „Wann haben Sie andere gelobt?"
- „Was möchten Sie in Ihrem Leben so belassen, wie es ist?"
- „Wer oder was kann Ihnen dabei behilflich sein?"

Defizit-Fragen

Fragen, die Defizite in den Blick nehmen, sind eine wichtige Ergänzung zur Ressourcenorientierung.

- „Was gefällt Ihnen am Arbeitsklima nicht?"
- „Wie ist diese Ungerechtigkeit entstanden?"
- „Was stört Sie an Ihrer Selbstpräsentation?"
- „Woran mangelt es in Ihrem beruflichen Umfeld?"
- „Wer oder was ist daran schuld?"

Dissoziierende Fragen

Mit dieser Technik lässt sich das selbst Beschriebene von außen betrachten. Stellen Sie sich vor, Sie wären eine andere Person und betrachten sich aus dieser Perspektive.

- „Was würde Ihr Chef in dieser Situation sagen?“
- „Stellen Sie sich das soeben Erzählte vor, als würden Sie es in einem Film gesehen haben. Wie sieht es jetzt aus?“
- „Was würden völlig fremde Personen dazu sagen?“
- „Woran würde Ihr Mann/Ihre Frau merken, dass Sie das Problem gelöst haben?“

Assoziierende Fragen

Diese Art zu fragen funktioniert gewissermaßen umgekehrt: Sie gehen dem selbst gefühlten Erleben des Erzählten auf den Grund und sollen einen in die Situation des Erzählenden hineinversetzen.

- „Wie würden Sie spontan reagieren wollen?“
- „Was geht in Ihren Mitarbeitern vor?“
- „Welche Motive vermuten Sie?“
- „Was hat das nun bei Ihnen bewegt?“
- „Welche Emotionen sind jetzt da, wie wollen Sie damit umgehen?“

Coping-Fragen

Sogenannte Bewältigungsfragen beziehen oder stützen sich auf vergangene Erfolge. Es wird auf zusätzliche Ressourcen fokussiert.

- „Wie hast du das geschafft?“
- „Wie ist dir das gelungen?“
- „Woher hast du damals diese Energie genommen?“
- „Was hast du dir aus dieser Situation mitgenommen?“

Skalierungsfragen

Mit diesen Fragen kann man mithilfe einer Skala von 1 bis 10 schnell und ohne kompliziertes Verfahren analysieren, wo man im Feld „Ausgangssituation – Entwicklung – Lösung“ derzeit steht. Wiederholt angewendet, können mithilfe der Skalierungsfragen Entwicklungsschritte abgeleitet werden.

- „Wie schätzen Sie Ihr Problem auf einer Skala von 1 bis 10 ein?“

2 Zeit- und Selbstmanagement

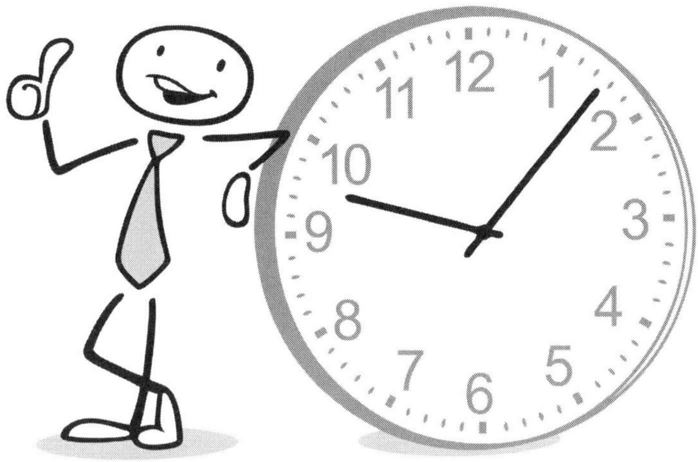

Wer setzt Maßnahmen, die für mich als Führungskraft notwendig sind? Was passiert, wenn ich das nicht persönlich übernehme? Und wie managt man sich eigentlich selbst?

Von Management wird sehr oft in verschiedenen inhaltlichen Zusammenhängen gesprochen, und auf diesem Wege ist wohl auch das Wort „Selbstmanagement“ entstanden – was auch immer genau damit gemeint ist. In erster Linie möchte ich diesen Begriff verwenden, um Sie dazu anzuregen, nicht nur mit anderen, sondern auch mit sich selbst zu arbeiten!

Zeitmangel und Arbeitsdruck bestimmen in der heutigen Zeit sehr oft den beruflichen Alltag. Trotz steigender Belastung und zunehmendem Arbeitsvolumen ist es jedoch notwendig, die wichtigsten Dinge nicht aus den Augen zu verlieren. Effektives Zeitmanagement hilft uns dabei und bringt viele Vorteile – zum Beispiel mehr Übersicht über anstehende Arbeiten und größeren Freiraum für Kreativität. Dabei gilt es, nicht die Zeit als solche zu „managen“: Erfahren Sie, wie Sie Ihre Selbstorganisation nachhaltig optimieren können! In diesem Abschnitt erarbeiten Sie sich Schritt für Schritt persönliche Ziele, formulieren Prioritäten und vermeiden die für Sie typischen „Zeitfresser“. Sie lernen einen effektiven Umgang mit Ihrer Zeit und entwickeln persönliche Ziel- und Zeitvorgaben, die an Ihre individuellen sowie beruflichen Lebensumstände angepasst sind.

2.1 Instrumente für das Selbstmanagement

Der Begriff Selbstmanagement besagt im Grunde etwas recht Einfaches: Es geht darum, sich selbst zu führen – denn „Management“ bedeutet Führung beziehungsweise Leitung. Umgelegt auf den Berufsalltag versteht man unter Selbstmanagement die Anwendung bestimmter Instrumente, die dazu beitragen, Aufgaben und Tätigkeiten erfolgreich zu bewältigen. Dazu gehören:

- Planungen
- Zielfindungen
- Einschätzungen
- Zeiträume
- Durchführungen
- Kontrollen
- Änderungen
- Reflexionen
- Abschlüsse

2.2 Schlüsselqualifikation Selbstmanagement

Selbstmanagement ist eine Art Schlüsselqualifikation, die weder in der Schule noch in der Ausbildung – und auch nicht während der gesamten Berufslaufbahn – wirklich gelernt wird. Auch in der Familie spielt bewusstes Selbstmanagement keine nennenswerte Rolle. Wir können zwar das eine oder andere von zu Hause mitnehmen – oder besser gesagt: wir erinnern uns in verschiedenen Situationen an Verhaltensmuster unserer primären Vorbilder (Eltern, Erziehungsberechtigte etc.) –, aber es gibt immer noch unseren eigenen, ganz individuellen Bereich, mit dem wir uns aktiv auseinandersetzen müssen.

So verschieden Menschen sind, so unterschiedlich sind auch adäquate Formen des Selbstmanagements – mit anderen Worten: Jeder muss für sich selbst herausfinden, was dabei hilfreich ist. Seminare, Workshops oder Bücher können dazu Anregungen geben, sie nehmen uns den aktiven Lernprozess aber nicht ab.

Ich möchte Ihnen einige brauchbare Methoden für das Selbstmanagement vorstellen. Viel wichtiger aber ist mir, Ihr Bewusstsein dafür zu schärfen, wie groß Ihre Eigenverantwortung in diesem Punkt ist. Sie werden die Erfahrung machen, dass Sie schon mit einfachsten Mitteln sehr viel erreichen können.

2.3 Zeitmanagement (1)

Zeitmanagement ist ein Teil des Selbstmanagements. Es hilft Ihnen, sich selbst besser zu organisieren, und es unterstützt die Bewältigung vielfältiger Aufgaben durch klare Prioritäten und definierte Zeiträume für einzelne Aktivitäten. Die Beschäftigung mit Selbstmanagement setzt zunächst etwas ganz Wichtiges voraus: dass man sich selbst besser kennenlernt. Man sollte sich bewusst Klarheit verschaffen über die Art der eigenen Strukturiertheit beziehungsweise über die Frage „Wie bewältige ich normalerweise meinen Alltag?“

Planung

In Ihre Planung beziehen Sie alle Aufgaben ein, die Sie in einem bestimmten Zeitraum zu bewältigen haben. Verteilen Sie Prioritäten (die wichtigste Aufgabe erhält die Priorität 1, die am wenigsten drängende Priorität 3) und beschränken Sie sich dabei auf eine geringe Anzahl von Prioritäten. Ihre Liste wird dann übersichtlicher und Sie müssen bei der Auswahl von bewältigbaren Aufgaben strenger vorgehen! Zur Planung gehört auch, dass die notwendige Zeit für jede Aufgabe realistisch eingeschätzt wird. Als Regel gilt, eher etwas mehr Zeit einzuplanen, als zu viel Stress aufzubauen. Die dann verbleibende Zeit kann als Puffer genutzt werden. Bauen Sie bei Ihrer Planung immer Pufferzeiten ein! Sie geben Ihnen die Möglichkeit, Ihre Planung den realistischen Gegebenheiten anzupassen.

Durchführung

Die Planung dient als Richtlinie und sollte ernst genommen werden. Arbeiten Sie die Aufgaben in der geplanten Reihenfolge ab! Werden Aufgaben aufgrund externer Einflüsse in ihrer Priorität verschoben oder zeigen sich bei der Durchführung Probleme, die bei der Planung nicht berücksichtigt werden konnten, dann sollte die gesamt Planung neu überdacht und entsprechend angepasst werden. Die Reflexion der Aufgabenbewältigung während der Durchführung hilft Ihnen, eine realistischere Zeiteinschätzung für die Aufgabenbewältigung vorzunehmen und künftig zu beachten. Achten Sie auch auf Ihre Gefühle, zum Beispiel ob Ihnen eine Aufgabe unangenehm ist und Sie diese deswegen vielleicht hinauszögern, während Sie andere Tätigkeiten lieber ausführen. Sie können daraus persönliche Präferenzen für die Aufgabenbewältigung ableiten und diese bei der Planung künftiger Aufgaben bereits berücksichtigen!

Grundregel

Angenehme Aufgaben lassen sich schneller bewältigen als unangenehme! Deshalb sollten die unangenehmen Aufgaben vor den angenehmen erledigt werden. Was Spaß macht, entschädigt für das, was nicht so viel Spaß macht!

Reflexion

Wenn eine Aufgabe erledigt ist – aber auch nach einem Arbeitstag oder einer Arbeitswoche –, sollten Sie sich Zeit nehmen und darüber nachdenken, wie es Ihnen bei der Erledigung Ihrer Aufgaben gegangen ist. Planen Sie diese Zeit bereits im Vorfeld ein! Gehen Sie den Zeitraum Ihrer Planung anhand der Aufgaben durch und überlegen Sie, welche Aufgabe Ihnen leichter von der Hand ging beziehungsweise welche Tätigkeit Sie Überwindung gekostet hat. Versuchen Sie die Gründe dafür offenzulegen; das hilft Ihnen bei der weiteren Planung. Sie können dann gegebenenfalls bei gleichartigen Aufgaben bereits im Vorhinein Maßnahmen treffen, die Ihnen die Bewältigung in Zukunft erleichtern. Achten Sie bei der Reflexion auch auf das Verhältnis zwischen geplanter und tatsächlich aufgewendeter Zeit. Auf diese Weise können Sie Ihre Aufgaben in der Folge realistischer planen.

2.4 Methodenmix

Damit können Sie nun bereits einen guten Anfang machen. Fällt Ihnen dabei etwas auf? Früher haben wir gelernt, wie wir unsere Zeit noch besser für uns nutzen konnten, um noch mehr aus ihr herauszuholen. Heute lernen wir, welche Prioritäten wir in unserem Leben setzen können, um mehr Leistung zu erhalten. Entscheiden Sie gezielt, was Ihnen am wichtigsten ist! Im Folgenden lernen Sie einige einfache Methoden kennen, mit denen Sie Zeit- und Selbstmanagement ganz einfach durchführen können.

To-do-Liste/Arbeitsliste (2)

Das ist die einfache Arbeitsliste beziehungsweise eine „Liste der zu erledigenden Aufgaben“. Die Begriffe „To-do-Liste“, „Aufgabenliste“ oder „Liste offener Punkte“ wird beim Selbstmanagement oder bei der Aufgabenorganisation sehr oft verwendet. In einer To-do-Liste wird festgehalten, welche Aufgaben anstehen und bis wann sie erledigt sein müssen. Der Liste ist nicht zu entnehmen, zu welchem Zeitpunkt der Status einer Aktion geändert wurde, sondern nur der aktuelle Zustand.

Die To-do-Liste kann auf einem Blatt Papier, einer Tabellenkalkulation oder als Webanwendung geschrieben werden. Die einfachste Form ist eine persönliche Liste der zu erledigenden Aufgaben, die nach und nach abgehakt wird.

Diese Liste ist ein sehr einfaches Werkzeug für Besprechungen, Sitzungen, Verhandlungen und im Projektmanagement. Darin wird als Vereinbarung festgehalten, wer was mit wem bis wann zu tun hat. Das Ergebnis von Besprechungen wird häufig in To-do-Listen festgehalten.

Alpen-Methode (3)

Die A-L-P-E-N-Methode ist ein Begriff aus dem Zeitmanagement und eine vergleichsweise einfache, bei richtiger und konsequenter Handhabung aber sehr effektive Art, seinen Tagesablauf zu planen. Diese Methode erfordert täglich nur wenige Minuten zur Erstellung eines schriftlichen Tagesplans. Mit der Alpen-Methode werden wichtige Aufgaben und Informationen für einen Tag beziehungsweise eine Woche definiert und dann in einem konkreten Tagesplan dargestellt. Dies ist recht einfach und auch schnell umzusetzen. Fünf Elemente sind dabei zentral:

A: Aktivitäten

L: Länge der Aktivitäten

P: Pufferzeiten

E: Entscheiden und Prioritäten setzen

N: Nachkontrolle

Eisenhower-Prinzip

Eine weitere Methode ist das nach seinem Erfinder benannte Eisenhower-Entscheidungsraster. Es basiert auf der Idee, Prioritäten für verschiedene Aufgaben zu bestimmen. Diese werden nach den Kriterien „Wichtigkeit" und „Dringlichkeit" aufgeteilt. Je nach Ausprägung ergeben sich daraus vier Möglichkeiten.

Das Eisenhower-Prinzip wurde vom US-Präsidenten und Alliierten-General Dwight D. Eisenhower praktiziert und gelehrt. Es dient dazu, anstehende Aufgaben in Kategorien einzuteilen. Ziel ist, die wichtigsten Aufgaben zuerst zu erledigen und unwichtige Dinge auszusortieren. Alle Aufgaben werden anhand der Kriterien „wichtig"/„nicht wichtig" und „dringend"/„nicht dringend" in vier Quadranten verteilt. Alle Aufgaben im Quadrant „nicht wichtig"/„nicht dringend" werden gar nicht beziehungsweise nicht selbst erledigt.

Die Einteilung geht folgendermaßen vor sich:

- Die Y-Achse beschreibt die Wichtigkeit einer Aufgabe: Oben stehen wichtige Aufgaben, unten unwichtige.
- Die X-Achse beschreibt die Dringlichkeit einer Aufgabe: Links stehen dringende Aufgaben, rechts nicht dringende.

Es ergeben sich daraus vier Kombinationsmöglichkeiten der Faktoren „Wichtigkeit" und „Dringlichkeit", deren Aufgaben jeweils eine bestimmte Art und Weise der Bearbeitung zugeordnet wird. Die sich ergebenden Quadranten werden in der Praxis durchnummeriert (Quadrant I, II, III und IV), und die sich ergebenden Aufgaben häufig A-, B-, C-, und D-Aufgaben genannt.

- **A-Aufgaben:** Das sind Aufgaben, die sowohl dringend als auch wichtig sind. Diese Aufgaben müssen Sie sofort selbst bearbeiten.
- **B-Aufgaben**: Diese sind sehr wichtig, ihre Erledigung aber noch nicht dringend. Sie können noch etwas warten, vorbereitet und eingeplant beziehungsweise kontrolliert delegiert werden.
- **C-Aufgaben** sind jene Aufgaben, die nicht wichtig, aber dringend sind. Diese Aufgaben sollten delegiert und nachrangig erledigt werden.
- **D-Aufgaben** sind weder dringend noch wichtig. Diese Aufgaben wandern in den Papierkorb oder kommen in die Ablage.

Versuchen Sie sich dieses Prinzip genauer anzusehen und benutzen Sie dafür eigene Beispiele. Sie werden sehen, wie einfach das ist! Haben Sie den Mut, auch manchmal etwas in den (inneren) Papierkorb zu werfen. Delegieren Sie, so oft es geht beziehungsweise so oft Sie die Möglichkeit dazu haben. Damit bekommen Sie den Kopf frei für die wirklich wichtigen und dringenden Dinge. (4)

Ein Übungsblatt zum Eisenhower-Prinzip finden Sie im Anhang.

Pareto-Prinzip (5)

Vilfredo Pareto untersuchte die Verteilung von Reichtum und Einkommen in England und fand heraus, dass ca. 20 % der Familien rund 80 % des Vermögens besitzen. Wenn sich Banken also vornehmlich um diese 20 % der Bevölkerung kümmern, ist ein Großteil ihrer Auftragslage gesichert. Daraus leitet sich das Pareto-Prinzip ab: Es besagt, dass sich viele Aufgaben mit einem Einsatz von ca. 20 % so erledigen lassen, dass 80 % aller Probleme gelöst werden.

Möglichkeiten des Pareto-Prinzips

Das Pareto-Prinzip ist sicher nicht immer anwendbar, aber seine Gesetzmäßigkeiten sind es wert, betrachtet zu werden – denn so manche Ableitung ist in der Tat erstaunlich:

Bezogen auf das Arbeitsleben ...

- Bei Besprechungen kann man in 20 % der Zeit 80 % der Ergebnisse erzielen.
- Bei der Schreibtischarbeit kann man mit 20 % Zeiteinsatz 80 % aller Aufgaben bewältigen.
- In 20 % der gesamten Arbeit passieren 80 % aller Fehler.

Bezogen auf das Zeitmanagement ...

- Konkrete Planungen für die Arbeit sind sinnvoll.
- Für die Bewältigung von Problemen sind Pufferzeiten einzuplanen.
- Prioritäten sind zielgenau zu setzen.
- Indem man Zeit und Energie spart, vermeidet man Stress.

Wenn Sie nach Perfektion streben und immer 100 % erreichen wollen, setzen Sie sich einem ziemlichen Druck aus, dessen Folge Stress ist. Mit dieser Haltung konzentriert man sich sehr oft auf die perfekte Ausführung und relativ wenig auf die Effektivität der Arbeit. Versuchen Sie einmal, Ihre Aufgaben nach dem Pareto-Prinzip zu organisieren, und achten Sie darauf, was dabei passiert. Manchmal kann dieser Zugang sehr hilfreich dabei sein, unnötigen Stress zu vermeiden. (6)

Ein Beispiel zum Pareto-Prinzip finden Sie im Anhang.

3 Stressmanagement

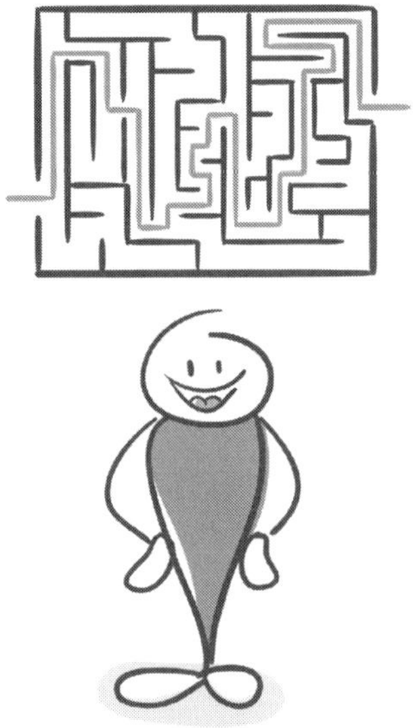

Berufliche Herausforderungen, Verantwortung, Leistungs- und Zeitdruck erzeugen bei uns oft mehr oder weniger Anspannung und in der Folge auch Stress. Diese Belastungen rauben uns nicht nur Energie, sondern können sich auch negativ auf unsere Gesundheit auswirken.

Wenn Sie Stress haben, sind Sie sicher nicht allein mit dieser Situation! Nehmen Sie Ihre Stressfaktoren kurz in den Fokus und suchen Sie die für Sie wirkungsvollste Methode, um Belastungen zu verringern. Sie haben jetzt keinen Kopf dafür? Dann setzen Sie zunächst die Sofortmaßnahmen um und lassen Sie sich für weitere Entscheidungen ein wenig Zeit.

3.1 Was ist Stress? (3)

Als Stress (Druck, Anspannung; lat. *stringere*: „anspannen") bezeichnet man durch spezielle äußere Reize hervorgerufene psychische und physische Reaktionen beim Menschen, die einerseits zur Bewältigung besonderer Anforderungen befähigen, andererseits aber auch körperlich und geistig belasten. Aktuell bekommt Stress eine immer größere Bedeutung durch die ständige Veränderung von grundlegenden Bedingungen. Stress kann auch eine positive Wirkung haben: Belastungen werden besser ertragen oder letztlich durch eine entsprechende Toleranz neutralisiert. Für viele Menschen ist Stress ein alltäglicher Bestandteil des Arbeitslebens. (1)

Positiver und negativer Stress (1)

Stressreaktionen können unterschiedliche Gefühle hervorrufen – man spricht in diesem Zusammenhang auch von „Eu-Stress“ (positiv) und „Dis-Stress“ (negativ).

Stress wirkt sich also nicht nur auf unseren Körper aus, sondern ruft auch psychische Reaktionen hervor. Eu-Stress bewirkt häufig ein kraftvolles, nicht unangenehmes Gefühl, während Dis-Stress nicht selten frustrierend wirkt. Für uns selbst ist oft nicht so sehr der Stress selbst ein Problem, sondern die Art, wie wir ihn wahrnehmen.

Akuter und chronischer Stress (1)

Akuter Stress ist eine vorübergehende Erregung, deren Anfang und Ende klar definiert werden können.

Chronischer Stress oder Dauerstress ist hingegen langanhaltend und nicht klar begrenzt. Betroffene haben das Gefühl, permanent überfordert zu sein, was auch körperlich zu einer andauernden biochemischen Reaktion führt – Stresshormone werden nicht mehr ausreichend abgebaut, was in weiterer Folge gesundheitsschädlich wirkt.

Stressfaktoren (3)

Soziale beziehungsweise emotionale Ereignisse, die bei Menschen Stress auslösen können, sind sehr vielfältig. Speziell im Bereich der Arbeitswelt sind dies:

- Zeitmangel
- Termindruck
- Lärm
- fehlende Gestaltungsmöglichkeiten
- mangelndes Interesse am Beruf
- große Verantwortung
- Mobbing am Arbeitsplatz
- ständige Konzentration auf die Arbeit
- Perfektionismus
- Reizüberflutung

- unterschwellige Konflikte
- schwerwiegende Ereignisse
- Unterforderung
- Langeweile

Gesundheitsschädlicher Arbeitsstress kann gravierende Folgen haben, und die Arbeit als solche spielt dabei eine große Rolle. Bei einigen Faktoren werden sich viele Menschen kaum vorstellen können, selbst je davon betroffen zu sein, andere Stressfaktoren wird man aus eigener Erfahrung gut kennen.

Ursachen von Stress (1)

Es gibt wohl keinen Beruf, der nicht auch stressfördernde Momente mit sich bringt. Generell unterschätzt wird, wie belastend es sein kann, emotionale Leistung unter Zeitdruck zu erbringen.

Die Ursachen für Stress sind sehr unterschiedlich, und häufig ist es nicht eine einzelne Situation, die belastend ist, sondern ein komplexes Zusammentreffen mehrerer Umstände. Sind gestellte Anforderungen über längere Zeit nur schwer zu bewältigen, sollte man Maßnahmen ergreifen, dies zu ändern, bevor Energie und Kraft ausgehen.

3.2 Stressvermeidung (3)

Vor der Stressbewältigung sollte die aktive Vermeidung krankmachender Parameter absolute Priorität haben, und zwar anhand professioneller Ansätze für die Problemlösung. Neben individuellen Strategien, die einzelne Menschen betreffen, stehen kollektiv wirksame Methoden, die strukturelle Stresserzeugung in Betrieben und Organisationen ausschalten oder kontrollieren sollen.

3.3 Stressmanagement (2)

Stressmanagement ist ein Sammelbegriff für Methoden, die Stress verringern oder abbauen können. Stressmanagement-Methoden können hilfreich sein, um das persönliche Gleichgewicht zwischen Belastung und Entlastung zu halten. Sie zeigen aber auch auf, wo Stress beginnt und wie man bereits präventiv Interventionen setzen kann. Die Auseinandersetzung mit diesen Methoden vergrößert aber nicht zuletzt auch unsere individuellen Ressourcen, mit denen wir professionelle Stressbewältigung ausüben. Ziel ist es, durch persönliches Stressmanagement belastenden Stress zu verringern beziehungsweise gänzlich zu vermeiden.

Stressbewältigungsmethoden – methodenorientiert

Coaching, Supervision, Beratung, Konfliktmanagement, Teamentwicklung, Organisationsentwicklung etc. Dafür müssen Sie Experten zurate ziehen – diese kosten Geld, das aber gut investiert ist.

Stressbewältigungsmethoden – selbstorientiert

Selbstmanagement, Selbstcoaching, Motivation, Zielarbeit, Teamwork ...

Stressbewältigungsmethoden zum Ausgleich

Urlaub, Zeitausgleich, Auszeit, Qigong, Yoga, Meditation oder Entspannungsübungen, Erholung oder auch Sport. Sie wissen sicher selbst am besten, was Ihnen gut tut. Diese einfachen Dinge können kurzfristig Stress abbauen, lösen aber nicht die Problematik!

3.4 Zwanzig einfache Sofortmaßnahmen gegen Stress (4)

Luft

Gehen Sie kurz an die frische Luft und atmen Sie einmal tief durch. So bringen Sie Sauerstoff in Ihren Körper und die Leistungsfähigkeit steigt wieder an.

Atmen

Erkundigen Sie sich nach einer einfachen Atemübung oder suchen Sie zum Beispiel im Internet danach. Gezieltes Atmen hilft, Stress abzubauen. Sie werden sehen, dass man das schnell lernen kann.

Essen

Essen Sie das, worauf Sie gerade Lust haben beziehungsweise was Ihnen zur Verfügung steht. Oft greifen wir in Stresssituationen zu etwas Süßem, zum Beispiel zu Schokolade. Sie wissen sicher selbst am besten, was Sie brauchen.

Trinken

Trinken Sie ein großes Glas Wasser. Das hilft Ihnen rasch, Stress abzubauen. Eine einfache und immer verfügbare Möglichkeit.

Musik

Legen Sie eine CD ein oder schalten Sie das Radio an. Singen Sie bei Liedern, die Ihnen gefallen, einfach mit – ganz egal, ob Sie singen können oder nicht.

Lesen

Auch Lesen kann Ablenkung bringen. Vielleicht suchen Sie sich in der Pause einen ruhigen Ort und lesen eine lustige Geschichte, Witze oder Weisheiten.

Bilder

Suchen Sie sich ein paar Bilder beziehungsweise Fotos oder blättern Sie in einem Heft, einer Zeitschrift oder einem Buch. Betrachten Sie die Bilder und lassen Sie Ihren Gedanken freien Lauf.

Zeichnen

Zeichnen oder malen Sie, je nachdem, was Sie gerade zur Hand haben. Ein Kugelschreiber und ein Block reichen dazu völlig aus.

Lachen

Auch wenn Ihnen gerade nicht zum Lachen zumute ist, versuchen Sie es trotzdem! Holen Sie aus Ihren Gedanken eine Situation hervor, die witzig war, und versuchen Sie herzlich zu lachen.

Lächeln

Versuchen Sie zu lächeln oder lächeln Sie einen fremden Menschen an. Die Person freut sich sicher und vielleicht bekommen Sie auch ein Lächeln zurück.

Zeit

Nehmen Sie sich zumindest ein paar Minuten Zeit, um über sich selbst zu reflektieren. Sie unterbrechen damit Ihre Stresssituation.

Selbstgespräche

Reden Sie mit sich selbst – laut oder leise, vor dem Spiegel oder im Sitzen. Sagen Sie sich, wie stark Sie sind, und erzählen Sie sich, was Sie schon alles erreicht haben und wozu Sie noch imstande sind.

Gedankenreise

Brechen Sie zu einer Gedankenreise auf, an einen schönen, sicheren Ort, an dem Sie sich wohlfühlen.

Power-Napping

Ein kurzer Schlaf wirkt oft Wunder! Auch wenn es Ihnen bisher noch nie gelungen ist, versuchen Sie es immer wieder.

Träumen

Nehmen Sie sich ein wenig Zeit zum Träumen. Setzen Sie sich hin, schauen Sie aus dem Fenster und lassen Sie Ihre Gedanken fließen.

Bewegung

Machen Sie schlangenförmige Bewegungen, schütteln Sie Arme und Beine aus und lockern Sie Ihre Muskeln. Durch gezielte Bewegungen lenken Sie Ihre Aufmerksamkeit auf sich selbst.

Laufen

Gehen Sie, laufen Sie, bewegen Sie sich, wie auch immer! Ziehen Sie Schuhe und Socken aus und gehen Sie ein Stück barfuß. Achten Sie dabei auf einen festen Stand und auf gleichmäßige Schritte.

Massage

Massieren Sie sich die Hände, die Füße, die Ohren oder das Gesicht. Lenken Sie Ihre Aufmerksamkeit auf den Moment.

Nähe

Stress lässt sich durch Körperkontakt reduzieren. Umarmen Sie jemanden, der Ihnen nahe steht.

Kontakte

Ein Gespräch mit einer Kollegin oder einem Kollegen, ein Telefonat mit einem Freund oder ein Kaffeehausbesuch mit einer Freundin haben eine rasche Anti-Stress-Wirkung.

So einfach ist das!

Vieles davon haben Sie sicher schon gewusst oder einmal gehört, aber vielleicht nicht als Technik zur Stressreduktion angesehen. Bedenken Sie aber, dass diese Maßnahmen nur in Akutsituationen helfen, nicht jedoch die Stress auslösenden Ursachen eliminieren. Dennoch gibt es Situationen, in denen diese simplen Mittel sehr gut helfen – es geht sehr einfach, probieren Sie es aus. Lassen Sie Ihrer Fantasie freien Lauf und finden Sie noch weitere Hilfsmittel, die Ihnen gut tun!

4 Work-Life-Balance

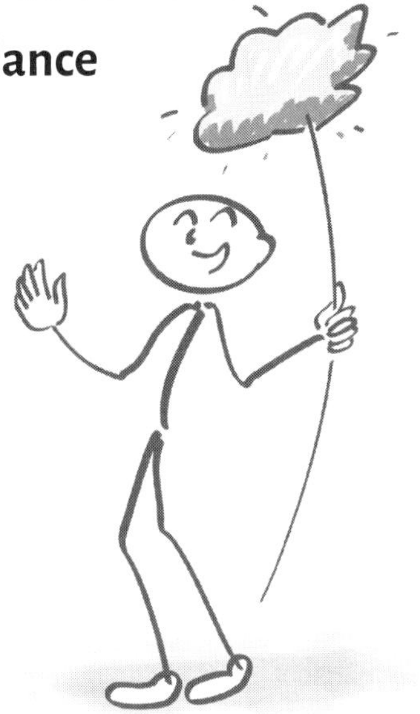

Engagement am Arbeitsplatz, Präsenz im Freundeskreis und Zeit für die Familie – diese Aspekte geben uns Rückhalt, stellen aber auch eine große Herausforderung dar. Leider gehört Stress am Arbeitsplatz in Verbindung mit Konflikten in der Familie oder im Freundeskreis für viele Menschen zum Alltag. Diese Mehrfachbelastung führt sehr schnell zu Überlastungen mit schwerwiegenden Folgen.

Es ist sehr wichtig, unsere verschiedenen Lebensbereiche ausgewogen zu halten. Welche Prioritäten setzen wir uns? Was bedeutet das für das Selbstmanagement? Und was ist mit „Work-Life-Balance" gemeint?

Der Begriff „Work-Life-Balance"

Unter diesem Begriff versteht man das Gleichgewicht zwischen verschiedenen Lebensbereichen. Diese sollten einander nicht im Weg stehen und sind im besten Fall aufeinander abgestimmt, sodass sie sich gegenseitig unterstützen. Solche Lebensbereiche sind zum Beispiel der Beruf, die Familie, der Freundeskreis, der Freizeitverein, der Nebenjob oder die Weiterbildung. Heute bewegen wir uns in sehr vielen Systemen und müssen oder wollen überall präsent, beliebt sowie gleichermaßen ausgeglichen und engagiert sein – und noch vieles mehr. Die Gesellschaft fordert uns, und wir legen noch etwas drauf!

Unabhängig von verschiedenen Work-Life-Balance-Definitionen geht es dabei vor allem darum, die Bedeutung der Arbeit in ein geeignetes Verhältnis zum Leben als Ganzes zu setzen (1) beziehungsweise darauf zu achten, dass alle Lebensbereiche grundsätzlich miteinander vereinbar sind.

Das Ziel der Work-Life-Balance

Das Erreichen der Work-Life-Balance ist auch eine wichtige Ausgangssituation zur Bereitstellung von Ressourcen, zum Beispiel Zeit, Geld, Entscheidungsspielräume, aber auch ganz allgemein von physischen, psychologischen, emotionalen und sozialen Reserven. (2) Natürlich sind dafür neben persönlichen Zielen und der individuellen Einstellung auch betriebliche und gesellschaftliche Rahmenbedingungen wesentlich, um all das, was man unter einen Hut bringen möchte, auch realistisch tun zu können. Auch die jeweilige Lebenssituation und der aktuelle Lebensabschnitt sind dabei zu berücksichtigen. Je nachdem, welche Schwerpunkte man gerade setzt, können uns unterschiedliche Lebensabschnitte auf je andere Art Sinn und Glück geben – Kinder, Sport oder die Pflege eines nahestehenden Angehörigen sind nur einige Beispiele dafür. (3)

Eine intensive Auseinandersetzung mit diesem Thema fördert meistens bereits Lösungsansätze zutage: Stellen Sie sich die Frage, wie zielorientiert – aber auch sinnvoll – Sie Ihre Zeitressourcen einsetzen. Was möchten Sie für sich selbst erreichen und wie zufrieden sind Sie dabei? Reflektieren Sie Ihre Prioritäten und setzen Sie sich Ziele, die Sie auch wirklich erreichen möchten.

4.1 Wechselwirkungen

In unseren verschiedenen Lebensbereichen nehmen wir auch unterschiedliche Rollen ein, die untereinander in Wechselwirkung stehen. Selbst wenn hohe Unabhängigkeit zwischen den einzelnen Bereichen vorliegt, beeinflussen sie einander – auf positive wie auf negative Art. Auch wenn von uns beispielsweise am Arbeitsplatz eine völlig andere Rolle erwartet wird als im Privatleben, müssen wir in der Lage sein, uns beiden Anforderungen zu stellen. Das kann je nach Andersartigkeit beider Rollen zu zusätzlichen Belastungen führen. Reflektieren Sie einmal bewusst Ihre Rollen und betrachten Sie eventuelle Wechselwirkungen.

4.2 Beispiele für Maßnahmen

Folgende Beispiele sollen Ihnen Ansatzpunkte zeigen, auf welchen Ebenen Sie Ihre Work-Life-Balance verbessern können. Sie können einen Anreiz geben, eine bestimmte Veränderung herbeizuführen und auch eigene Ideen zu entwickeln.

- Arbeitszeitgestaltung (Vereinbarungen mit dem Dienstgeber)
- Arbeitsorganisation (Planung, Einteilung und Prioritätensetzung)
- Urlaub (zusätzlich unbezahlter Urlaub – verlängerter Urlaubsgenuss)
- Unterstützungsleistungen (Kinderbetreuung, Seniorenbetreuung, Reinigungskräfte)
- Zeit- oder Selbstmanagement
- Selbstreflexion oder Selbstcoaching
- Qualifikation/Seminare (zum Beispiel Selbstmanagement oder Stressmanagement)
- Coaching oder Beratung

4.3 Fünf Tipps für die richtige Work-Life-Balance

Wenn Arbeit und Privatleben aus dem Gleichgewicht geraten, entsteht Stress. Führungskräften wird unter anderem empfohlen, zuerst private Termine in den Kalender einzutragen. Besteht ein Ungleichgewicht zwischen der Arbeit und dem Privatleben, setzt das die Betroffenen unter Stress. In schlimmen Fällen kann es beispielsweise zur Ausbildung eines Burn-out-Syndroms kommen. (4)

1. Privatleben

Das Privatleben ist genauso wichtig wie die Führungsarbeit. Es wirkt sich negativ auf die Lebensqualität aus, wenn man in der Freizeit nicht die Finger vom Laptop oder Smartphone lassen kann!

2. Privates Netzwerken

Bilden Sie ein Netzwerk im privaten Bereich. Verbringen Sie Zeit mit Freunden, die nicht in einer ähnlichen Position arbeiten.

3. Private Taten und Pläne

Sagen Sie sich nicht immer, dass Sie dies und das irgendwann gerne tun möchten. *Machen Sie es einfach – setzen Sie Ihre Pläne in Taten um!*

4. Familienzeit

Planen Sie ganz bewusst die Zeit mit Ihrer Familie und tragen Sie diese Familientermine mit der gleichen Ernsthaftigkeit in den Kalender ein wie Ihre beruflichen Termine. Wichtige Verabredungen – auch privater Natur – sollten nicht zu kurz kommen.

5. Feierabend

Manche Menschen muss man zu ihrer Work-Life-Balance regelrecht zwingen. Schicken Sie nicht nur Ihre Mitarbeiter, sondern auch sich selbst nach Hause. Feierabend ist Auftankzeit!

4.4 Work-Life-Balance bei Führungskräften

Unzählige Studien beschäftigen sich mit dem Thema Work-Life-Balance rund um Führungskräfte. Man könnte fast glauben, dass damit ein Umdenken provoziert werden sollte. Besonders interessant ist die vierte diesbezügliche Studie des Wirtschaftsforums der Führungskräfte: Sie belegt, dass nur für ein Viertel aller Menschen in Führungspositionen eine ausgeglichene Work-Life-Balance vorliegt. Wenig überraschend werden als größte „Störfaktoren" Stress, Bewegungsmangel oder schlechte Ernährung angeführt. Ebenfalls bemerkenswert ist die Tatsache, dass sich zwischen dem Wunsch nach betrieblichen Vorsorgemaßnahmen und tatsächlichen Angeboten eine tiefe Lücke auftut. Vor allem Führungskräfte neigen dazu, das persönliche Gleichgewicht zu vernachlässigen – aber gerade sie haben es in der Hand, einen neuen, besseren Weg einzuschlagen! (5)

Achten Sie als neue Führungskraft auf die Wahrung dieser Balance und lassen Sie sich dazu auch auf neue Ansätze ein. Wenn Sie mehr zu diesem Thema wissen wollen, besorgen Sie sich Fachliteratur beziehungsweise nutzen Sie entsprechende Weiterbildungsangebote.

5 Samurai-Management

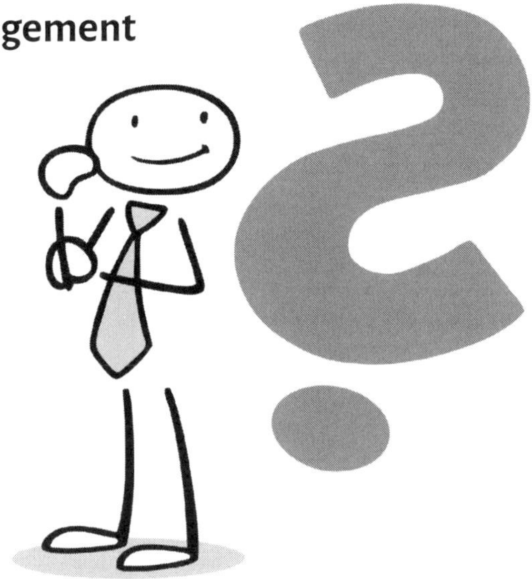

Was kommt Ihnen als Erstes in den Sinn, wenn Sie das Wort „Samurai" lesen? Wahrscheinlich denken Sie zunächst an Kriegsführung, und tatsächlich bezeichnet man als Samurai die Angehörigen der alten militärischen Elite Japans. Doch es geht hier nicht um Krieg, sondern um andere Aspekte der Führung, die wir von den Samurai lernen können. Oft brauchen Führungskräfte Anregungen aus völlig anderen Zusammenhängen, und gerade deswegen ist das sogenannte Samurai-Management spannend. Vielleicht hilft es auch Ihnen, sich selbst zu reflektieren.

5.1 Samurai-Prinzipien (1)

Verantwortungsbewusstsein

Verlieren Sie die Folgen Ihres Handelns als Führungskraft auch für die Zukunft nicht aus den Augen, denn Sie tragen auch für das Verantwortung, was Sie in dieser Rolle unterlassen. Schwierigkeiten entstehen oft, wenn man sich für kommende Zeiten zu sehr darauf verlässt, dass ohnehin alles gut weitergeht.

Ehrgefühl

Wie tüchtig und fähig Sie als Führungskraft auch sein mögen: Wenn Sie sich zu sehr von Ihrem Egoismus oder Machtstreben einnehmen lassen, werden Sie bei schwierigen Entscheidungen, die das Wohl der Organisation betreffen, keine gute Figur machen.

Zuverlässigkeit

Zuverlässigkeit zählt zu den wichtigsten Eigenschaften, die Ihren Weg als Führungskraft prägen. Achten Sie aber darauf, dass Sie dabei nicht Ihren eigenen Arbeitsbereich verlassen beziehungsweise Kompetenzen überschreiten!

Selbstachtung

Heutzutage beurteilen wir allzu oft den Wert eines Menschen nach der Größe seines Besitzes. Machen Sie als Führungskraft nicht Ihr eigenes Selbstwertgefühl von derartigen Äußerlichkeiten abhängig, sondern fragen Sie sich regelmäßig, was wirklich wichtig ist.

Kommunikationsfähigkeit

Für erfolgreiche Zusammenarbeit sind ein freundlicher Umgang und gute Kooperation unumgänglich. Damit Sie als Führungskraft Ihre Pflichten erfolgreich und reibungslos ausüben können, ist die loyale Kooperation Ihrer Mitarbeiter notwendig – und dazu können Sie mit Ihrem Verhalten wesentlich beitragen.

Kollegialität

Es ist für Sie als Führungskraft nicht empfehlenswert, einen Kollegen zum besten Freund zu machen, denn bei Meinungsverschiedenheiten könnte dieser Freund die enge Beziehung zu Ihnen für seinen eigenen Vorteil nutzen und Sie bloßstellen.

Integrität

Die wichtigsten Tugenden, die Sie als Führungskraft mitbringen sollten, sind Integrität, Mut und Rechtschaffenheit. Das bedeutet nicht zuletzt, ehrlich und geradlinig zu agieren. Man erwartet von Ihnen, dass Ihre Taten jederzeit mit Ihren Worten übereinstimmen.

Mut

Zeigen Sie Ecken und Kanten, auch wenn Sie dabei Ihre Komfortzone verlassen müssen. Gerade in Situationen, in denen Ihre Organisation in eine Krise gerät oder Veränderungsprozesse notwendig werden, etwa um die Konkurrenz in Schach zu halten, brauchen Sie Mut!

Ehre

Ehre geht immer mit den Prinzipien Integrität und Mut einher. Als Führungskraft dürfen Sie sich keine Nachlässigkeiten erlauben, zum Beispiel in Form von respektlosem Verhalten gegenüber Mitarbeitern, Vorgesetzten, Kunden usw.

Wettbewerb

Auch wenn es schon längere Zeit gut läuft, sollten Sie als Führungskraft niemals das strategische Denken aus den Augen verlieren. Rahmenbedingungen können sich sehr rasch ändern, und im Falle des Falles müssen Sie konkurrenzfähig bleiben. Begegnen Sie dieser Tatsache offen und mit Wettbewerbsgeist!

5.2 Rollen (1)

Sich bewähren von Anfang an

Wenn Sie sich als Führungskraft bewähren möchten, sollten Sie Ihre Energie vor allem in jene Bereiche investieren, die Sie unmittelbar beeinflussen können. Gleich an große Projekte heranzugehen, ist sehr riskant. Wenn Ihr Einfluss durch kleine Erfolge gewachsen ist, können Sie auch größere Vorhaben in Angriff nehmen.

Flexibilität im Alltag

Bewahren Sie sich Ihre Flexibilität und halten Sie nicht starr an Abläufen fest, die vielleicht in dieser Form gar nicht nötig sind. Dazu gehört auch, Ihren Arbeitsbereich angenehm zu gestalten. Geben Sie diese Freiheiten auch Ihren Mitarbeitern! Wenn man in einer Umgebung arbeitet, die das Wohlbefinden fördert, steigert dies Motivation und Arbeitsqualität.

Strategisches Denken

Als Führungskraft werden Sie mit zwei Arten von Pflichten konfrontiert: mit der Sicherung bestehender Strukturen und Vorgaben, aber auch mit der Entwicklung von Szenarien für die Weiterentwicklung. Denken Sie verschiedene Entwicklungen durch und entwerfen Sie mögliche umsetzbare Strategien.

Rücksichtnahme

Es sollte für Sie selbstverständlich sein, auf die Bedürfnisse Ihrer Mitarbeiter und Kunden einzugehen und Hindernisse aller Art zu beseitigen. Das steigert nicht zuletzt die Effizienz der Arbeit und gibt Ihrem Team das Gefühl von Sicherheit.

Krisenmanagement

Überlegen Sie genau, was Sie und Ihre Mitarbeiter machen müssen, wenn etwas Unvorhersehbares passiert. Nehmen Sie dabei stets die Perspektive Ihres Unternehmens ein, denn Ihre eigene Position beziehungsweise Karriere darf niemals Ihrem Selbstzweck dienen.

Auswahl

Seien Sie wählerisch bei der Einstellung neuer Mitarbeiter oder bei der internen (Neu-)Besetzung von Positionen. Achten Sie nicht zuletzt auf den richtigen Zeitpunkt und auf die notwendige Eignung der Kandidaten.

Souveränität

Sie haben es in der Hand, Dinge zu verändern. Wenn Sie also mit Abläufen oder verschiedensten Umständen in Ihrem Team unzufrieden sind, schreiten Sie souverän zur Tat. Sprechen Sie Ihre Mitarbeiter respektvoll auf Missstände an und überzeugen Sie sie von Ihrer Sichtweise.

Lösung

Im Konfliktfall hören Sie den Streitenden aufmerksam zu und zeigen Sie Interesse daran, eine konstruktive Lösung zu finden, mit der alle Beteiligten gut leben können.

5.3 Entwicklung (1)

Geschickte Planung und Umsetzung von Strategien

Es gibt zwei grundlegende Wissensbereiche, mit denen sich Führungskräfte unbedingt vertraut machen sollten: organisatorisches und strategisches Wissen. Der organisatorische Bereich umfasst die Aspekte „Führung“ und „Personal“, der strategische Bereich alles rund um „Planung“ und „Umsetzung“. Um herauszufinden, welches Methodenwissen für Sie persönlich gerade besonders wichtig ist, möchte ich Ihnen ein paar Denkanstöße aus der Tradition der Samurai liefern.

Entwicklung

Wenn es darum geht, Ihr Team beziehungsweise Ihr Unternehmen erfolgreich weiterzuentwickeln, sollten Sie auf Ihre Stärken sowie auf die Effizienz des gesamten Ablaufs achten. Erlauben Sie sich und anderen aber auch, über eingefahrene Strukturen hinaus zu denken und Neues auszuprobieren.

Einschulung

Während der Einschulungsphase sollten Sie den neuen Mitarbeitern auch etwas über Ihre Strategien sowie über Menschenführung und Leistungsfähigkeit beibringen. Vor allem im Sozialbereich ist es wichtig, nicht zuletzt eine gewisse Demut zu vermitteln, die es für die Arbeit mit anderen Menschen braucht.

Lernen

Bemühen Sie sich darum, auch über den von Ihnen geführten Bereich hinaus Kenntnisse und Erfahrungen zu sammeln. Welche Aufgaben haben andere Abteilungen, welche Anforderungen gilt es dort zu beachten?

5.4 Vergänglichkeit bewusstmachen (1)

Erfolg

Ein wichtiger Schlüssel zum Erfolg ist, sich der eigenen Vergänglichkeit bewusst zu werden. Dieses Wissen verhilft Ihnen zu mehr Entschlossenheit und Aufrichtigkeit, um Ihre Ziele in angemessener Art zu verfolgen.

Ende

Das Bewusstsein der eigenen Endlichkeit kann Sie auf subtile Art davor bewahren, unnötige Konflikte zu entfachen und Fehltritte, die dem eigenen Größenwahn geschuldet sind, zu begehen.

Gesundheit

Achten Sie auf Ihr Wohlbefinden – Sie haben nur dieses eine Leben! Die körperliche und seelische Gesundheit sind wichtige Grundlagen für Ihre Leistungsfähigkeit. Auch in diesem Punkt sollten Sie ein Vorbild für Ihre Mitarbeiter sein!

Soziales

Über die Endlichkeit des eigenen Lebens zu reflektieren, kann uns auch davor bewahren, unangemessene Begehrlichkeiten zu entwickeln und selbstverliebt zu werden. Derartige Entwicklungen wirken sich störend auf Ihre Führungsaufgaben aus.

Integrität

Verschwenden Sie Ihr Dasein nicht mit Dingen, zu denen Sie nicht authentisch stehen können, und achten Sie darauf, dass Sie das, was Sie von anderen erwarten, auch selbst leben. Auf dieser Ebene werden Sie als Führungskraft ganz besonders gemessen.

Viele dieser Aspekte sind für Menschen in Führungspositionen von ganz zentraler Bedeutung. Manche gehen so weit, zu sagen, dass sie die Grundlagen der heute praktizierten Managementsysteme sind. Versuchen Sie einfach so oft wie möglich, Ihre persönliche Entwicklung als Führungskraft anhand der angeführten Hinweise zu reflektieren.

6 Auf die Plätze – fertig – los!

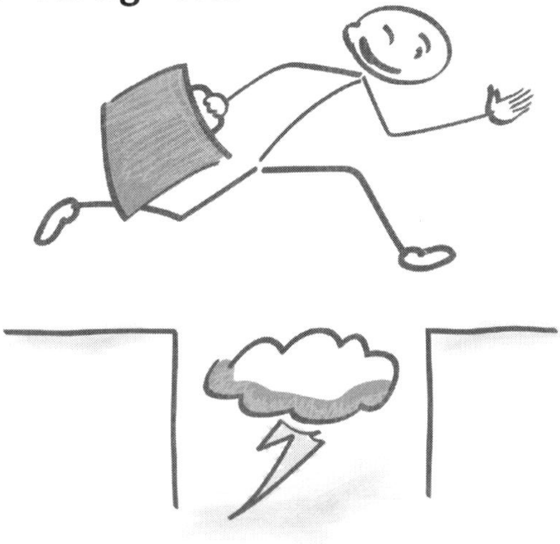

Nun ist es so weit und Ihr erster Tag als Führungskraft ist angebrochen. Sie haben sich gut vorbereitet, einige Bücher studiert und vielleicht sogar noch das eine oder andere Seminar besucht. Dieses „Trockentraining“ ist eine gute Basis, hat aber seine Grenzen. Es gibt Autoren, die der Meinung sind, dass man Führung eigentlich nicht lernen kann – außer in der Praxis. In diesem Sinne: Wagen Sie nun einfach den Sprung ins kalte Wasser des Alltags und seien Sie sich bewusst, dass vor allem in den ersten Tagen große Herausforderungen auf Sie warten. Von Beginn an werden Sie mit Ihren Aufgaben, aber auch mit den Erwartungen anderer konfrontiert sein. Bereits beim ersten Kennenlernen müssen Sie beweisen, dass Sie die richtige Führungskraft sind! Für diese erste Phase möchte ich Ihnen im Folgenden ein paar Gedanken mit auf den Weg geben.

6.1 Der Sprung ins kalte Wasser ... jetzt geht's los!

Meistens fühlt man sich bereits in der gedanklichen Vorbereitung auf den neuen Job als Führungskraft wie eine solche. Das ist gut, denn das bringt Sie schon sehr nah an die Sache heran: Sie wollen an Ihrem ersten Tag gleich einen guten Eindruck machen, sich in Ihrer neuen Rolle gut beweisen, aber gleichzeitig sollten Sie sich auch so schnell wie möglich einen Durchblick verschaffen: Welche Erwartungen haben Ihre neuen Mitarbeiter, welche Wünsche werden an Sie gerichtet, welche ersten Entscheidungen müssen Sie treffen? Die ersten Tage des Kennenlernens sind besonders wichtig. (1)

6.2 Die Maßnahmen in der Startposition

Schon nach der Begrüßung sind Sie gefordert, erste Maßnahmen zu setzen:

- Vorstellung
- Erster Überblick
- Kennenlernen
- Netzwerken
- Umgang mit Erwartungen
- Erste Ziele

Aus diesen Punkten ergeben sich rasch zahlreiche weitere Maßnahmen – es wird Ihnen ganz sicher nicht langweilig werden, und höchstwahrscheinlich müssen Sie gerade zu Beginn mit einigen Überstunden rechnen. (1)

6.3 Die Aufgaben der ersten Tage

Mit einer To-do-Liste verschaffen Sie sich einen guten Überblick über die Aufgaben der ersten Tage. Sie können sich diese Liste einfach selbst erstellen, oder Sie verwenden eine Vorlage. (1)

Hierzu finden im Anhang einige Literaturtipps.

6.4 Darauf sollten Sie in den ersten Tagen besonders achten

Zu Beginn ist es besonders wichtig, sich Zeit für eine Analyse zu nehmen und mit den Mitarbeitern zu sprechen. Auf diese Weise erhalten Sie ein gutes Bild über die Ausgangslage in Ihrem neuen Verantwortungsbereich. Halten Sie sich nicht lange damit auf, Bewertungen zu treffen, das hält Sie nur von der Zielarbeit ab. Besprechen Sie die Erkenntnisse aus Ihrer Analyse mit Ihren Vorgesetzten und gleichen Sie dabei auch die Erwartungen der Organisation mit Ihren eigenen Zielen ab. (2)

6.5 Von nun an haben Sie die volle Verantwortung

Am Ende dieser Phase haben Sie viele Gespräche geführt und Erwartungen in Erfahrung gebracht. Sie haben sich einen ersten Überblick verschafft, kennen die wesentlichen Prozesse und Ideen, erste Ziele entwickeln sich bereits. Nun müssen Sie das erste Mal Stellung beziehen und Ihre Einschätzung mitteilen. Strategien sollten zumindest grob umrissen werden, Ihr Standpunkt muss klar erkennbar sein. Ja, nun ist es so weit: Sie haben die volle Verantwortung – kaum zu glauben, wie schnell das geht! (2)

6.6 Der Boxenstopp

Nach den ersten Wochen ist es sinnvoll, Bilanz zu ziehen: Wie geht es Ihnen mit Ihren persönlichen Zielen, wie sieht es mit den strategischen Vorhaben aus? Notieren Sie sich Kriterien, anhand derer Sie sich selbst bewerten können – und vielleicht gewinnen Sie dabei schon Erkenntnisse, mit deren Hilfe Sie sich ein eigenes Führungsleitbild gestalten können. Legen Sie regelmäßig einen solchen „Boxenstopp" ein, um Ihre Absichten mit dem Stand der Entwicklungen abzugleichen. (1)

6.7 Das Service

Natürlich ist aller Anfang schwer, deswegen brauchen auch Sie als Führungskraft in regelmäßigen Abständen ein „Service". Gespräche mit Kollegen, Selbstcoaching oder die Beratung durch einen Profi sind wertvolle Hilfen bei der Selbstreflexion. (1)

6.8 Die Zukunft

Nach einigen Monaten können Sie vielleicht schon die ersten Bilanzen ziehen – an diesem Punkt ist es Zeit für eine ausführliche Selbstanalyse. Schenken Sie sich Anerkennung für die ersten Erfolge, geben Sie sich die Wertschätzung, die Sie verdient haben. Lehnen Sie sich aber nicht zu früh zurück, begnügen Sie sich nicht mit dem Erreichten, sondern blicken Sie bereits in die Zukunft, entwerfen Sie Visionen für Ihre erfolgreiche Zukunft als Führungskraft. (1)

7 Beispieltag

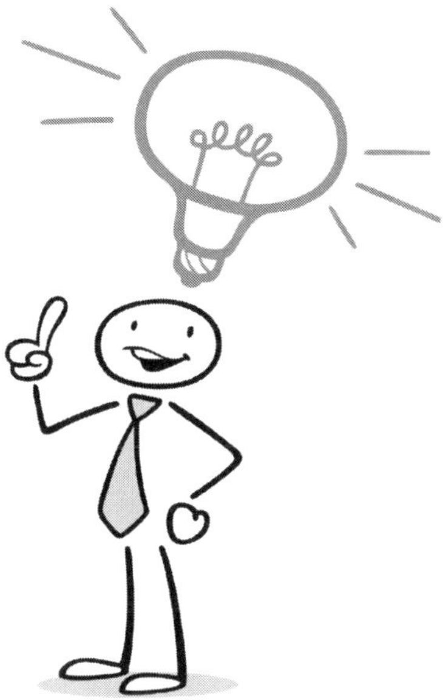

In Ihrer neuen Position genießen Sie zwar viele Vorteile, Sie tragen aber auch deutlich mehr Verantwortung und müssen mit den Erwartungen verschiedenster Menschen klarkommen – und zwar vom ersten Tag an. Zur gedanklichen Orientierung möchte ich Sie dazu einladen, den ersten Tag als Führungskraft in einer „perfekten" und einer nicht empfehlenswerten Art und Weise Schritt für Schritt durchzugehen. (1)

8 Uhr: Arbeitsbeginn

Positiv

Ruhig und entspannt kommen Sie 10 bis 15 Minuten vor dem offiziellen Arbeitsbeginn an. Ganz gelassen suchen Sie Ihren neuen Arbeitsplatz auf, Sie machen sich gut gelaunt auf den Weg zu Ihrem neuen Büro. Wo Sie es finden, haben Sie schon im Vorfeld in Erfahrung gebracht.

Negativ

Sie kommen gerade noch rechtzeitig im Unternehmen an. Dort machen Sie sich auf eigene Faust auf den Weg zu Ihrem Büro, und nachdem Sie sich das dritte Mal verlaufen haben, fragen Sie irritiert und auch ein wenig genervt nach dem richtigen Weg.

8:30 Uhr: Begrüßung und Vorstellung

Positiv

Mit einem fröhlichen „Guten Morgen" begrüßen Sie Ihr neues Team und bringen Ihre Freude auf die gemeinsame Zusammenarbeit zum Ausdruck. Wenn Sie die Mitarbeiter noch nicht kennen, stellen Sie sich kurz vor. Ihren Mitarbeitern ersparen Sie jedoch die Vorstellung in der gesamten Runde, denn erstens gehen Sie davon aus, dass sich die Kollegen untereinander kennen, und zweitens wissen Sie, dass es nicht jedermanns Sache ist, sich in einer großen Runde vorzustellen. Stattdessen nehmen Sie sich im Lauf des Tages die Zeit, einzeln mit den Mitarbeitern zu sprechen. Das ist persönlicher und Sie können sich die Namen und Informationen zur Person besser merken.

Negativ

Mit einem mehr oder weniger freundlichen „Morgen" präsentieren Sie sich Ihren Mitarbeitern als „der neue Chef". Sie stellen sich selbst kurz vor und legen dabei den Schwerpunkt auf Ihre privaten Interessen, denn Ihre Qualifikation können die Mitarbeiter schließlich selbst nachlesen. Anschließend bitten Sie Ihr Team darum, heute und für die gesamte erste Woche Namensschilder zu tragen. Das wirke vielleicht komisch, erleichtere Ihnen jedoch die Eingewöhnung. Sie beenden die Vorstellung mit einem Witz.

9 Uhr: Einarbeitung

Positiv

Im Anschluss an die Vorstellungsrunde beziehen Sie Ihr neues Büro. Dort nehmen Sie sich Zeit, um die vorhandenen Akten und anstehenden Aufgaben zu sichten. Wenn Sie bei einem Thema nicht weiterkommen, notieren Sie sich die Frage, um sie später dem entsprechenden Mitarbeiter zu stellen. Außerdem schauen Sie sich das Organigramm und die Aufgabenverteilung in Ihrem Team oder Ihrer Abteilung an. Wenn Sie die Mitarbeiter noch nicht kennen, ist das natürlich wesentlich wichtiger als in einem Team, das Ihnen bereits bekannt ist.

Negativ

Nach der Vorstellungsrunde nehmen Sie in Ihrem neuen Büro Platz, wo Sie die Akten kurz überfliegen. Bei Fragen schicken Sie dem zuständigen Mitarbeiter ein E-Mail. Wenn Sie innerhalb von 20 Minuten keine Antwort erhalten, rufen Sie den Mitarbeiter an und fragen, wo das Problem liegt. Mit der Organisationsstruktur

Ihrer Abteilung beschäftigen Sie sich vorläufig nicht, die können Ihnen schließlich auch Ihre Mitarbeiter erklären.

10 Uhr: Netzwerkzeit

Positiv
Zur Kaffeepause gesellen Sie sich zu Ihrem Team. Dabei achten Sie darauf, sich nicht aufzudrängen und nicht primär über die Arbeit zu sprechen. Stattdessen nutzen Sie die Zeit, um Ihre Mitarbeiter kennenzulernen. Dabei achten Sie bewusst darauf, ein freundliches, jedoch nicht kumpelhaftes Verhalten zu zeigen.

Negativ
Die Kaffeepause nutzen Sie, um Ihre Mitarbeiter kennenzulernen. Dabei hören Sie jedoch wenig zu, sondern stellen vor allem viele Fragen. Damit Ihre Mitarbeiter Sie ebenfalls kennenlernen können, erzählen Sie einige Anekdoten aus Ihrem Privatleben. Da Sie sich gut mit Ihren Mitarbeitern unterhalten, verlängern Sie die Kaffeepause kurzerhand um eine Viertelstunde.

11 Uhr: Informationseinholung

Positiv
In einer ersten Besprechung mit Ihrem Team bringen Sie Ihren Wissensstand über laufende Projekte auf einen aktuellen Stand. Da Sie die Unterlagen dazu bereits studiert haben, stellen Sie thematisch passende Rückfragen. Außerdem nutzen Sie die Besprechung, um sich ein erstes Bild von Ihren Mitarbeitern zu machen. Neue Mitarbeiter lernen Sie ein wenig kennen, während Sie altbekannte Mitarbeiter das erste Mal aus Ihrer neuen Perspektive als Chef einschätzen. Nachdem Sie auf dem neuesten Stand sind, skizzieren Sie in wenigen Worten, wie Sie sich die Zusammenarbeit im Team vorstellen und was Sie von Ihren Mitarbeitern erwarten. Rückfragen beantworten Sie selbstverständlich.

Negativ
Sie leiten die erste Besprechung mit Ihren Erwartungen und Zielen für die Abteilung ein. Im Anschluss lassen Sie sich von Ihren Mitarbeitern über laufende Dinge informieren. Dies dauert länger als geplant, da Sie Ihre Mitarbeiter immer wieder mit Zwischenfragen unterbrechen und aus dem Konzept bringen. Natürlich entschuldigen Sie sich jedes Mal dafür, doch fünf Minuten später unterbrechen Sie sie erneut. Einige Fragen stellen Sie mehrfach und machen die Mitarbeiter dann auf

Widersprüche in den Antworten aufmerksam. Dabei geht es Ihnen darum, die Argumentation und das Verhalten Ihrer Mitarbeiter unter Druck einzuschätzen.

12 Uhr: Mittagspause

Positiv
Auch die Mittagspause verbringen Sie mit Ihren Mitarbeitern und nutzen die Zeit für Gespräche und Smalltalk. Die Themen spielen dabei eine untergeordnete Rolle, Ihnen ist vor allem wichtig, dass Sie eine gute Beziehung zu Ihren Mitarbeitern aufbauen und erste Kontakte knüpfen. Bei Mitarbeitern, die Sie bereits kennen, definieren Sie so auch Ihre neue Arbeitsbeziehung.

Negativ
Sie gehen mit Ihren Mitarbeitern essen und lassen sich von diesen das beste Gericht der Kantine empfehlen. Lob und Kritik am Essen äußern Sie deutlich. Bei den Gesprächen mit Ihren Mitarbeitern fragen Sie diese gezielt nach deren Privatleben und Interessen. So wollen Sie sich einen Eindruck von den Personen und ihren sozialen Umfeldern verschaffen.

14 Uhr: Gespräche

Positiv
Nachdem Sie sich auf anstehende Gespräche vorbereitet haben, suchen Sie Ihre Mitarbeiter auf und reden unter vier Augen mit ihnen. Sie stellen klar, dass es sich dabei nicht um Personalgespräche handelt, sondern dass diese dem gegenseitigen Kennenlernen dienen. Je nach Größe Ihrer Abteilung konzentrieren Sie sich dabei zunächst auf die wichtigsten Mitarbeiter und Teamleiter. Sie sorgen für eine möglichst angenehme Gesprächsatmosphäre und nehmen sich für jedes Gespräch 30 Minuten Zeit. Davon sind zehn Minuten für die Fragen Ihrer Mitarbeiter reserviert.

Negativ
Unvorbereitet beginnen Sie mit den ersten Gesprächen, die Sie als „Erstgespräch“ angekündigt haben. Fragen der Mitarbeiter lassen Sie zu, doch nicht alle beantworten Sie. Jeder Mitarbeiter muss Ihnen überzeugend erklären können, was er in der Abteilung tut und warum diese Tätigkeit für das Unternehmen wichtig ist. Für jedes Gespräch setzen Sie 15 bis 20 Minuten an, zwischen den Gesprächen haben Sie maximal fünf Minuten Pause vorgesehen.

16:30 Uhr: Informationseinholung

Positiv
Sie ordnen für sich all die neuen Eindrücke und Informationen, die Sie heute erhalten haben. Beim Durcharbeiten Ihrer Notizen tauchen weitere Fragen auf, die Sie sich notieren. Anschließend gehen Sie zu den zuständigen Mitarbeitern und klären die noch offenen Fragen vor Ort. Größere Anfragen geben Sie als Auftrag mit einem definierten Abgabedatum weiter.

Negativ
Sie notieren alle noch offenen Fragen und verschicken diese per E-Mail an die zuständigen Mitarbeiter. Die Antworten erwarten Sie „möglichst bald", Rückfragen sollen Ihre Mitarbeiter telefonisch stellen. Nach dem vierten Anruf sind Sie aber bereits etwas genervt und verschicken Ihre Fragen – neu formuliert – nochmals an das gesamte Team. Rückfragen erwarten Sie dieses Mal per E-Mail, die Sie sich erst morgen zu beantworten vornehmen. Vielleicht lösen sich ja viele Probleme von selbst.

16:50 Uhr: Abschluss

Positiv
Alle noch offenen Aufgaben und Fragen tragen Sie in Ihre To-do-Liste ein und beginnen damit, die offenen Vorgänge abzuschließen. Sie erinnern Ihre Mitarbeiter freundlich daran, dass sie bald Feierabend haben und pünktlich Schluss machen sollen. Kurz vor Feierabend erteilen Sie keine neuen Aufträge mehr, für Fragen Ihrer Mitarbeiter stehen Sie jedoch noch zur Verfügung. Abschließend danken Sie Ihrem Team für den produktiven Start.

Negativ
Sie erinnern Ihr Team an den bevorstehenden Feierabend und fragen im gleichen Atemzug nach den Antworten auf Ihre zuvor gestellten Fragen. Ihre Notizen sortieren Sie grob nach verschiedenen Themen und bitten Ihre Mitarbeiter, Fragen möglichst auf den nächsten Tag zu verschieben. Sie danken Ihrem Team für den „anstrengenden und ordentlichen" Start und verabschieden alle in den Feierabend.

Anhang

Darstellungen und Kopiervorlagen

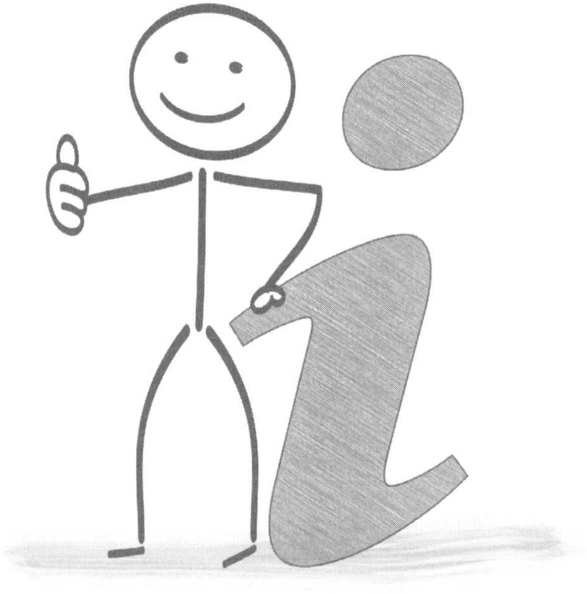

Im Folgenden finden Sie einfache Darstellungen, die Ihnen die Umsetzung verschiedener Methoden erleichtern.

Kapitel II/1: Matrix – Erwartungen
Kapitel II/1: Mustervorlage Aufgabenstruktur
Kapitel II/3: Vorlage GRID-Modell
Kapitel II/6: Mustercheckliste für Teams
Kapitel III/1: Übungsblatt Selbstcoaching, Übungsblatt Zielmatrix
Kapitel III/2: Beispiel Pareto-Prinzip
Kapitel III/2: Übungsblatt Eisenhower
Kapitel III/6: To-do-Beispieltabelle

Kapitel II/1: Matrix – Erwartungen (1)

Erwartungen	Mitarbeiter	Geschäftsführung	Kunden
Information			
Erwartungen			
Wünsche			
Ziele			
Sichtweisen			
Perspektiven			
Verweise			
Haltungen			

Kapitel II/1: Mustervorlage Aufgabenstruktur (2)

Ebene	Beispiele für Aufgaben	Beispiele für Führungsinstrumente
Struktur, Organisation (sachliche Prozesse planen und organisieren)	→ Ziele setzen → Planung → Arbeitseinsatz steuern → Prozesse definieren → Finanzen managen → Entscheidungen treffen → Realisieren → Kontrollieren → Festlegung und/oder Schaffung notwendiger Arbeitsbedingungen → Handlungsspielräume und Kompetenzen gestalten → Mitarbeiter einstellen, Dienstverträge erstellen → Genehmigungen erteilen → Vertragswesen	→ Zielformulierung und -vereinbarung → Konzeptentwicklung → Strategieentwicklung → Strategische und operative Planungstools → Controlling → Ressourcenplanung (Budget, Zeit, Personal) → Erfolgskontrollsysteme → Anreizsysteme → Aufgaben- und Stellenbeschreibung
Zwischenmenschliche beziehungsweise psychologische Ebene des Teams beziehungsweise der Gruppe	→ Steuern von Gruppenprozessen → Gruppenzusammenhalt fördern → Informationen geben und weiterleiten → Kommunikation mit den Beteiligten → Konflikte managen → Für Zusammenhalt in der Gruppe sorgen → Entscheidungsprozesse definieren → Synergien herstellen	→ Besprechungen durchführen → Diagnose des Teams → „Social Events“ → Anreizsysteme → Teamentwicklung → Feedback und Anerkennung

Zwischenmenschliche beziehungsweise psychologische Ebene der Mitarbeiter	→ Voraussetzungen für Motivation schaffen → Informationen geben und weiterleiten → Kommunikation mit den Beteiligten → Mitarbeiter auswählen → Mitarbeiter beurteilen → Mitarbeiter entwickeln → Fürsorge wahrnehmen → Teampflege (Geburtstage, Jubiläen etc.) → Krisenintervention	→ Mitarbeitergespräche → Kompetenz- und Fähigkeitenanalyse → Feedback und Anerkennung → Fortbildungs- und Karriereplanung → Anreizsysteme
Psychologische Ebene der Führungskraft	→ Eigene Bedürfnisse/Ziele berücksichtigen → Gesundheitliche Vorsorge, ausgeglichene Ernährung → Balance zwischen Berufs- und Privatleben herstellen → Eigenen Kompetenzbereich ausschöpfen → Sich selbst entwickeln → Eigene Erfolge darstellen → Sich selbst motivieren	→ Rollenklärung → Fort- und Weiterbildung → Coaching, Beratung, Supervision → Abgrenzung → Zeit- und Selbstmanagement → Verhandlungen führen → Stellen- und Aufgabenbeschreibung

Kapitel II/3: Vorlage GRID-Modell (7)

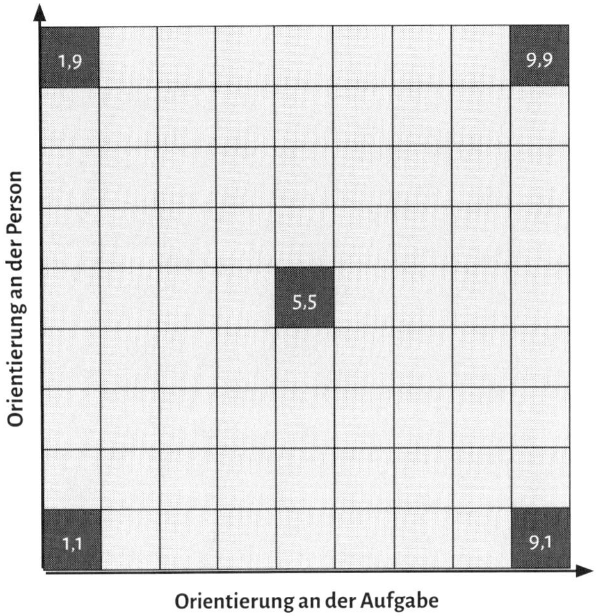

1,1 – schwache Führung
1,9 – ausbeutende Führung
9,1 – Club-Führung
5,5 – mittlerer Weg
9,9 – optimale Führung

(eigene Darstellung)

(1,1) Schwache Führung: Der Führende interessiert sich weder für die Aufgabe noch für die Mitarbeiter.

(1,9) Ausbeutende Führung: Der Führende überfordert seine Mitarbeiter, agiert dabei sehr autoritär und „geht über Leichen".

(9,1) Club-Führung: Der Führende ist nur an den Mitarbeitern interessiert, was zu einer „Club-Atmosphäre" führt. Niemand arbeitet ernsthaft, das „gesellige Beisammensein" steht an erster Stelle.

(5,5) Mittlerer Weg: Diese Kompromisslösung bewirkt durchschnittliche Leistung und Zufriedenheit.

(9,9) Optimale Führung: Der Führende zeigt großes Interesse an den Mitarbeitern und den Aufgaben. Gemeinsame Ziele schaffen ein gutes Arbeitsklima, die engagierten Mitarbeiter erbringen ausgezeichnete Leistungen. Alle Beteiligten unterstützen einander und fühlen sich für das Ganze verantwortlich.

Kapitel II/6: Mustercheckliste für Teams (8)

Worin besteht die Aufgabe Ihres Teams?
Welche Ziele hat sich Ihr Team vorgenommen?
Worin ist Ihr Team besonders gut?
Wie löst Ihr Team Probleme?
Worin besteht die besondere Qualität Ihres Teams?
Was geschieht, wenn Ihr Team Erfolg hat?
Was geschieht, wenn Ihr Team keinen Erfolg hat?
Beschreiben Sie das Besondere, das Ihr Team ausmacht!
Beschreiben Sie die Einzigartigkeit Ihres Teams!

Kapitel III/1: Übungsblatt Selbstcoaching
Übungsblatt Zielmatrix (3)

MEIN SELBSTCOACHING
Mein Coachingziel: Ich will ...

Was will ich?	**Genaue Beschreibung**	**Fachbereich**	**Bis wann erreiche ich das?**
Ich bin professionell organisiert.	Ich weiß jederzeit, was ich zu tun habe. Meine Aufgaben und Termine sind ressourcenschonend geplant.	Organisationsplanung	31. Dezember
Ich gebe meinen Kollegen regelmäßig eine motivierende Rückmeldung.	Um die Zusammenarbeit zu fördern und unser Team zu entwickeln, muss auch ich meine Beiträge leisten.	Team	15. Jänner
Ich führe regelmäßig Selbstcoaching durch.	Um lösungsorientierte Ansätze zu verfolgen, ergänze ich meine Reflexion um das Selbstcoaching.	Bei Problemstellungen und in meiner Reflexion	17. Februar

Kapitel III/2: Übungsblatt Eisenhower -Prinzip(5)

Wichtig!

Terminieren	Sofort umsetzen
Verwerfen	Delegieren

Dringend!

ABC-Analyse

1. Wie lassen sich die Tätigkeiten in meiner derzeitigen Funktion nach der ABC-Analyse einteilen?
2. Meine A-Aufgaben:
3. Meine B-Aufgaben:
4. Meine C-Aufgaben:
5. Was werde ich ab heute tun, um jeden Tag mindestens an einer A-Aufgabe zu arbeiten?
6. Was werde ich mit der gewonnen Zeit tun, die ich durch konsequente Prioritätensetzung und -erledigung gewinne?

Kapitel III/2: Beispiel Pareto-Prinzip (4)

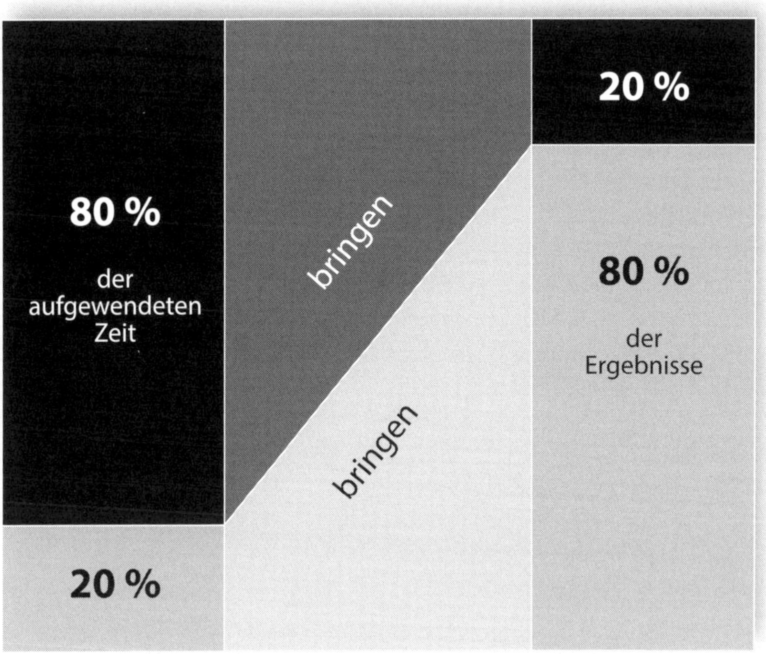

(eigene Darstellung)

Pareto-Prinzip

1. Bei welchen Aufgaben erreiche ich in 80 % der Zeit nur 20 % der Ergebnisse?
2. Bei welchen meiner Aufgaben erreiche ich dagegen schon in 20 % der Zeit 80 % der Ergebnisse?
3. Was sind also meine strategischen Erfolgsverursacher?
4. Was werde ich ab heute tun, um meine Tagesarbeit stärker an meinen Zielen und meinen strategischen Erfolgsfaktoren auszurichten?

Kapitel III/6: To-do-Beispieltabelle (6)

Beispiele für die wichtigsten Aufgaben der ersten Arbeitstage

Zu klären	Zu erledigen bis	OK
Wo ist was? Wo befindet sich wer in der Abteilung? (Rundgang im neuen Zuständigkeitsbereich)		
Was ist bei der Nutzung von Telefon und Fax zu beachten? (Sind Auslandsgespräche gesperrt? Wie hebt man die Sperre auf?)		
Wo sitzen die wichtigsten Kooperationspartner und wie erreicht man sie (Organigramm und Verzeichnis der Nebenstellen), zum Beispiel IT, Marketing, Personalreferat, Empfang, Hauslogistik?		
Welche Softwaresysteme werden im Unternehmen verwendet?		
Wie kann man sich betriebliche Server oder das Internet freischalten lassen? Wie bekommt man nötige Passwörter?		
Welche Formalien sind zu beachten (zum Beispiel E-Mail-Signatur, Dokumentvorlagen)?		
Ist die Unterschriftsberechtigung sichergestellt?		
Was ist bei der Nutzung von Druckern oder Kopierern zu beachten? (Gibt es besondere Regeln für das Verrechnen von Kopien?)		
Wie erhält man die Zugangsberechtigung zu einem Parkplatz? Welche Regeln gibt es bei der Nutzung?		
Wie funktioniert die Anschaffung von Büromaterial?		
Wie wird mit der unternehmensinternen Post verfahren? Welche Wege legt die Post im Haus zurück?		
Was ist bei der Kantinenbenutzung zu beachten? Sind mit dem Mittagessen besondere Rituale verbunden?		

Zu klären	Zu erledigen bis	OK
Welche Sicherheitssysteme gibt es? Brauchen Sie einen Code, um zum Beispiel die Sicherheitstür zur Entwicklungsabteilung zu passieren? Wo bekommen Sie diesen Code? Ab wann sind abends welche Ausgänge verschlossen?		
Wie wird die Anwesenheitszeit der Mitarbeiter erfasst? Gibt es feste Arbeitszeiten oder Gleitzeit?		
Wie stellt man einen Dienstreiseantrag? Wie wird die Reise später abgerechnet?		
Was steht in der Betriebsordnung?		
Welche Abläufe, Prozesse und Zuständigkeiten sind für Sie wichtig? Wer kann Sie einweisen?		
Wie kommen Sie an Visitenkarten?		
……………………?		

Abschluss

Auch wenn das Buch an dieser Stelle endet – Ihr persönliches „Abenteuer Führung" geht weiter. Ich hoffe, dass Sie bei der Lektüre eine Reihe von Anregungen gewonnen haben, die Sie mit zunehmender Erfahrung immer weiter und kreativer ausbauen und für Sie passend machen können. Erfreulich wäre es auch, wenn ich Ihr Interesse für das eine oder andere spezielle Thema geweckt habe – recherchieren Sie einfach auf eigene Faust weiter, besuchen Sie Kurse und halten Sie sich mit Fachliteratur auf dem Laufenden!

Vor allem aber wünsche ich Ihnen, dass Sie mit den nun gewonnenen Einblicken gute und umsetzbare Methoden für Ihre tägliche berufliche Praxis kennengelernt haben. Viel Glück und Energie für Ihre verantwortungsvolle Aufgabe als Führungskraft!

Dank

An dieser Stelle danke ich sehr herzlich allen Menschen, die mich beim Schreiben dieses Buches unterstützt haben. An erster Stelle danke ich meiner Frau Karin: Sie hat – wie so oft – Verständnis dafür aufgebracht, dass ich dem Schreiben viel (Frei-) Zeit gewidmet habe. Ihr Rückhalt hat mich immer wieder neu motiviert, an diesem Buch weiterzuarbeiten, und auch ihre fachliche Unterstützung war auf diesem Weg höchst hilfreich. Des Weiteren gilt mein Dank den zahlreichen Kolleginnen und Kollegen, die mit ihren Erfahrungsberichten einen entscheidenden Anteil zu diesem Buch geleistet haben. Einmal mehr ist mir auch mein Freund, Berater und Mentor Jörg Eipper-Kaiser mit Rat und Tat zur Seite gestanden, wofür ich ihm sehr herzlich danke.

Darüber hinaus gilt mein Dank all jenen Begleitern, Unterstützern und Kritikern, die mit ihrem Feedback immer wieder dazu beigetragen haben, dieses Buch so zu gestalten, wie ich es mir vorgestellt habe.

Detlef Scholz

Literaturverzeichnis

Teil I Grundlegendes

1 Ausgangslage: Zahlen – Daten – Fakten

http://www.sora.at/themen/arbeitsmarkt-erwerbstaetigkeit/arbeitsklima/der-oesterreichische-fuehrunskraefte-monitor.html; 07.03.2015

3 Jetzt sind Sie Führungskraft

http://www.karriereschritte.com/ueberlebenstipps-fuer-fuehrungskraft-neulinge; 24.05.2015

Teil II Führungswerk

1 Führungskraft

(1) Hofbauer/Kauer: Einstieg in die Führungsrolle. München 2014, S. 6–16, 26–44
(2) Kunz: Vom Mitarbeiter zur Führungskraft. München 2012, S. 4–7
(3) http://de.wikipedia.org/wiki/Soziale-Kompetenz; 30.04.2015
(4) Sowarka: Soziale Intelligenz und soziale Kompetenz. In: Sarges (Hg.): Management-Diagnostik. Göttingen 1995, S. 365–382
(5) Hentze/Graf et al.: Personalführungslehre. Wien 2010, S. 237–240
(6) Mensdorf: Selbstmarketing für Pflegende. Deutschland 2005, S. 34, 41
(7) Kanitz: Emotionale Intelligenz. München 2008, S. 24–28
(8) Comes: Moderne Personal-Ent-Wicklung. Heidelberg 2004, S. 1–99

2 Management

(1) Brandes: Einfach managen. Frankfurt a. M. 2002, S. 10
(2) Hentze/Graf et al. (Hg.): Personalführungslehre. Wien 2010, S. 11
(3) Thomen/Achleitner: Allgemeine Betriebswirtschaftslehre. Wiesbaden 2004, S. 833–843
(4) https://de.wikipedia.org/wiki/Strategisches_Management; 28.06.2015
(5) Hindle: Strategisches Management von A–Z. München 1994, S. 11
(6) Lotmar/Tondeur: Führen in sozialen Organisationen. Wien 2004, S. 54
(7) Loffing: Mitarbeiter richtig führen. Stuttgart 2005, S. 22

(8) Badelt/Meyer/Simsa: Handbuch der Nonprofit-Organisation. Stuttgart 2007, S. 167, 426, 447, 478, 503
(9) Schreyögg: Organisation. Wiesbaden 2003, S. 448
(10) Wielens Hans: Führen mit Herz und Verstand. Zwickau 2006, S. 89
(11) Kasper: Post-Graduate-Management-Wissen: Wien 1995, S. 225
(12) https://www.wko.at/Content.Node/Charta-der Vielfalt/diverstiy/Management/ VielfDiversity_Management.html; 25.07.2015
(13) https://de.wikipedia.org/wiki/Diversity_Management; 25.07.2015
(14) Cascio: Managing Human Resources. McGraw-Hill Publishing 2007 (7. Aufl.)

3 Führung

(1) Franken, S.: Verhaltensorientierte Führung: Wiesbaden 2007, S. 236, 246–247, 258–260
(2) Wunderer, 2003, zit. nach Hentze/Graf et al. (Hg.): Personalführungslehre. Wien 2010, S. 21
(3) Pelz, W.: Kompetent führen, Wiesbaden 2004, S. 308
(4) Staehle, W.: Management, München 1994, S. 101
(5) Bernhard, L./Walsh, M.: Leiten und Führen in der Pflege, Wiesbaden 1997, S. 69–73, 91
(6) Loffing, C.: Mitarbeiter richtig führen, Stuttgart 2005, S. 123–129
(7) Krüger 1989, zit. in Loffing, C.: Mitarbeiter richtig führen, Stuttgart 2005, S. 123
(8) Wunderer 1989, zit. in Franken, S.: Verhaltensorientierte Führung, Wiesbaden 2007, S. 246, 263
(9) Neuberger, O.: Führen und Führen lassen, Stuttgart 2002, S. 251
(10) Hentze, J./Graf, A. et al. (Hrsg.): Personalführungslehre, Wien 2010, S. 236
(11) Weibler, J.: Personalführung, München 2012, S. 337–338
(12) https://www.berufsstrategie.de/bewerbung-karriere-soft-skills/fuehrungsstile.php; 11.07.2015
(13) https://www.berufsstrategie.de/bewerbung-karriere-soft-skills/fuehrung- fuehrunfuehrungsstil-laissez-faire.php; 11.07.2015
(14) Lotmar/Tondeur: Führen in sozialen Organisationen. Wien 2004, S. 53–54
(15) Ulrich 2001, zit. nach Franken: Verhaltensorientierte Führung. Wiesbaden 2007, S. 236

(16) Hofbauer/Kauer: Einstieg in die Führungsrolle. München 2014, S. 183, 199
(17) Schreyögg: Organisation. Wiesbaden 2003, S. 196

4 Führungskommunikation

(1) Weibler: Personalführung. München 2012, S. 398–399, 418
(2) Christian Lummer: 100 Tipps für Führungsverantwortliche in Pflege und Begleitung, Hannover 2013, S. 91
(3) Lehky: Die 10 größten Führungsfehler und wie Sie sie vermeiden. Frankfurt a. M. 2007, S. 106–107
(4) Comelli/von Rosenstiel: Führung durch Motivation. München 2009, S. 181–184
(5) Schulz von Thun: Miteinander reden. Reinbek b. Hamburg 2003, S. 44
(6) Pletzer: Emotionale Intelligenz. Freiburg i. Br. 2007, S. 132, 155–162
(7) Blessin/Wick: Führen und führen lassen. Stuttgart 2002, S. 746–750
(8) https://de.wikipedia.org/wiki/Interkulturelle_Kommunikation; 11.07.2015
(9) http://www.schulpartnerschaften.at/start.asp?ID=231175&b=4151; 11.07.2015
(10) Gunnar C. Kunz: Vom Mitarbeiter zur Führungskraft. München 2012, S. 54, 109, 223, 248
(11) Lehky: Die 10 größten Führungsfehler und wie Sie sie vermeiden. Frankfurt a. M. 2007, S. 114
(12) Brandes: Einfach Managen. Wien 2002, S. 130
(13) Faerber/Stöwe: Karrierefaktor Mitarbeiter führen. Freiburg i. Br. 2004, S. 96, 149–153
(14) Holzer/Bauer/Hauke: Wirkungsgeleitetes Ressourcenmanagement in öffentlichen Gesundheitsbetrieben. Wien 2007, S. 255–258
(15) Schambortski: Mitarbeitergespräche in der Pflege. München 2006, S. 22
(16) Winkler/Hofbauer: Das Mitarbeitergespräch als Führungsinstrument. München 2010, S. 159–172
(17) http://www.gappmayer-trainings.at/seminare/ik.pdf; 11.07.2015
(18) Lexikon der sprichwörtlichen Redensarten, Bd. 42: Rede, reden. Digitale Bibliothek, S. 2
(19) http://www.gutefrage.net/frage/wo-kommt-der-spruch-her-reden-ist-silber-schweigen-ist-gold; 11.07.2015

5 Führungsarbeit

(1) https://de.wikipedia.org/wiki/Humanzentrierung; 09.08.2015
(2) Franken: Verhaltensorientierte Führung. Wiesbaden 2007, S. 259
(3) Hummel: Total Quality Management. München 2002, S. 33
(4) Oppermann-Weber: Handbuch Führungspraxis. Berlin 2001, S. 151
(5) Witt/Witt: Der kontinuierliche Verbesserungsprozess. Frankfurt a. M. 2008, S. 17
(6) Nagel: Die 6 Erfolgsfaktoren des Unternehmens. Landsberg 1991, S. 129
(7) Schaal: Die ganzheitliche Personalarbeit. Heidelberg 1992, S. 126–127
(8) Comes: Moderne Personal-Ent-Wicklung. Heidelberg 2004, S. 9, 19, 67
(9) Holzer/Bauer et al. (Hg.): Wirkungsgeleitetes Ressourcenmanagement in öffentlichen Gesundheitsbetrieben. Wien 2007, S. 253–254
(10) Becker: Personalentwicklung, Bildung, Förderung und Organisationsentwicklung in Theorie und Praxis. Stuttgart 2005, S. 4
(11) Weibler: Personalführung. München 2012, S. 178, 418, 433–440
(12) Stiefel: Personalentwicklung KMU. Leonberg 2004, S. 150
(13) Lotmar/Tondeur: Führen in sozialen Organisationen. Wien 2004, S. 53, 61, 133
(14) Simsa/Meyer et al. (Hg.): Handbuch der Nonprofit-Organisation. Stuttgart 2013, S. 252, 255
(15) Kehr/Schattke: Motivationsmanagement in der mitarbeiterorientierten Unternehmensführung. Techn. Universität München 2012
(16) http://www.zeitblueten.com/smart-ziele; 8.12.2015
(17) Sprenger: Mythos Motivation. Wege aus einer Sackgasse. Frankfurt a. M. 2010, S. 23, 29
(18) Ekkehard: Psychologische Grundlagen im Führungsprozess. Heidelberg 2001, S. 84–85
(19) Lurse/Stockhausen: Manager und Mitarbeiter brauchen Ziele. Wiesbaden 2002, S. 49
(20) Joseph Ledoux: Das Netz der Persönlichkeit. Düsseldorf 2006, S. 338
(21) Pschyrembel: Klinisches Wörterbuch, 259. Aufl. Berlin 2002, S. 1087
(22) Myers: Psychology. New York 2004, S. 330
(23) http://www.mybusinessconsulting.com/doks/2001_eus.pdf; 02.08.2015

(24) Comelli/Rosenstiel: Führung durch Motivation. München 2009, S. 87
(25) Lummer: 100 Tipps für Führungsverantwortliche in der Pflege und Begleitung. Hannover 2013, S. 80

6 Teamarbeit

(1) http://www.trainplan.de/shop/Items/3-934812-36-8/demo_skript.pdf; 07.04.2014
(2) Tuckman: Developmental sequence in small groups. Psychological Bulletin 63/1965
(3) Kauffeld: Teamdiagnose. Göttingen 2001, S. 30
(4) Van Dick/West: Teamwork, Teamdiagnose, Teamentwicklung. Praxis der Personalpsychologie. Göttingen 2008, S. 23–24
(5) Lotmar/Tondeur: Führen in sozialen Organisationen. Ein Buch zum Nachdenken und Handeln. Bern 2004, S. 53–65
(6) http://www.staufenbiel.ch/bewerbung-karriere/soft-skills/soziale-kompetenz-definition-und-beispiele.html; 07.04.2014
(7) http://www.bebico.at/teambildung; 30.06.2015

Teil III Informationen für den Alltag

1 Reflexion durch Selbstcoaching

(1) Kanfer et al.: Selbstmanagement-Therapie: Ein Lehrbuch für die klinische Praxis, 5. Aufl. Berlin 2012
(2) http://de.wikipedia.org/wiki/Coaching; 16.05.2015
(3) http://www.zeitzuleben.de/author/ralf-senftleben; 16.05.2015
(4) Kampitsch: Struktur und Ablauf im Coaching. Unveröff. Skriptum, Wifi Stmk. 2010, S. 13

2 Zeit- und Selbstmanagement

(1) http://www.mywibb.de/fileadmin/docs/publikationen/2005/selbstmanagement.pdf; 03.05.2015
(2) http://www.todo-liste.de/html/formen.php; 03.05.2015
(3) Seiwert: Das 1x1 des Zeitmanagement. München 2012, S. 36
(4) Seiwert: Das 1x1 des Zeitmanagement, S. 43
(5) Koch: Das 80-20-Prinzip. Mehr Erfolg mit weniger Aufwand. Frankfurt a. M. 1998
(6) http://www.todo-liste.de/html/pareto-prinzip.php; 03.05.2015

3 Stressmanagement

(1) Hofmann: Stress- und Burnoutprävention. Berlin 2010, S. 57–64
(2) Buchwald/Schwarzer/Hobfoll: Stress gemeinsam bewältigen. Ressourcenmanagement und multiaxiales Coping. Göttingen 2004
(3) http://de.wikipedia.org/wiki/Stress ;16.05.2015
(4) Scholz: Pflegeleicht. Wien 2014, S. 147–152

4 Work-Life-Balance

(1) Cramm: Your Work or Your Life. CIO Magazine, Juni 2005, Jg. 18, Nr. 16
(2) Work/Life Balance: Wisdom or Whining. Organizational Dynamics, Vol. 31, Nr. 2. München 2002, S. 177–193
(3) Monning: Work-Life-Balance als Wettbewerbsvorteil. Der Tagesspiegel, 26. 03.2007
(4) http://www.cio.de/a/5-tipps-fuer-die-richtige-work-life-balance,2236267; 17.05.2015
(5) http://www.hikingdays.com/work-life-balance-bei-fuehrungskraeften-aus-dem-gleichgewicht; 17.05.2015

5 Samurai-Management

(1) Schmincke: Samuraiprinzipien für Manager. München 1997

6 Auf die Plätze – fertig – los!

(1) Hofbauer/Kauer: Einstieg in die Führungsrolle. München 2014, S. 103–130, 223–237
(2) Kunz: Vom Mitarbeiter zur Führungskraft. München 2012, S. 89, 127–128

7 Beispieltag

(1) http://karrierebibel.de/endlich-chef-der-perfekte-erste-tag-als-neue-fuhrungskraft-24.05.2015

Anhang Darstellungen und Kopiervorlagen

(1) Hofbauer/Kauer: Einstieg in die Führungsrolle. München 2014 – Eigenerstellung, S. 36
(2) Hofbauer/Kauer: Einstieg in die Führungsrolle, München 2014, S. 8–9
(3) http://www.zeitzuleben.de/author/ralf-senftleben; 07.04.2014
(4) Seiwert: Das 1x1 des Zeitmanagement. München 2014, S. 32
(5) Seiwert: Das 1x1 des Zeitmanagement. München 2014, S. 44
(6) Hofbauer/Kauer: Einstieg in die Führungsrolle. München 2014, S. 127–128

(7) Franken: Verhaltensorientierte Führung. Wiesbaden 2007, S. 259–260
(8) Neuberger: Führen und Führen lassen. Stuttgart 2002, S. 251
(9) Neuberger: Personalführung. Stuttgart 1994, S. 251
(10) http://www.staufenbiel.ch/bewerbung-karriere/soft-skills/soziale-kompetenz-definition-und-beispiele.html; 07.04.2014
(11) http://www.beyourbest.de/erfolgsgrundsaetze/das-pareto-prinzip; 04.10.2015